全国中医药行业高等教育"十二五"创新教材
高等中医药院校中药学、药学类专业实践教学创新系列教材

药物化学实验

（供药学、制药工程、药物制剂专业用）

主　编　李艳杰
副主编　许大艳　邵　帅　和东亮　罗浩铭
编　委　陈　新　李　勇　高红梅　关树光
王伟楠　曹　越　史　立　侯晓琳
陶贵斌　于　波

中国中医药出版社
·北　京·

图书在版编目（CIP）数据

药物化学实验/李艳杰主编．—北京：中国中医药出版社，2016.5（2020.12重印）
全国中医药行业高等教育“十二五”创新教材
ISBN 978－7－5132－3290－6

Ⅰ．①药…　Ⅱ．①李…Ⅲ．①药物化学－化学实验－中医药院校－教材　Ⅳ．①R914－33

中国版本图书馆 CIP 数据核字（2016）第 084789 号

中国中医药出版社出版
北京经济技术开发区科创十三街 31 号院二区 8 号楼
邮政编码　100176
传真　010 64405721
河北纪元数字印刷有限公司印刷
各地新华书店经销
*
开本 787×1092　1/16　印张 8　字数 178 千字
2016 年 5 月第 1 版　2020 年 12 月第 2 次印刷
书　号　ISBN 978－7－5132－3290－6
*
定价 29.00 元
网址　www.cptcm.com

社长热线　010 64405720
购书热线　010 64065415　010 64065413
微信服务号　zgzyycbs
书店网址　csln.net/qksd/
官方微博　http://e.weibo.com/cptcm
淘宝天猫网址　http://zgzyycbs.tmall.com

序

实践教学是高等学校最基本的教学形式和育人形式之一，对培养学生的科学思维方法、创新意识与能力，全面推进素质教育有着重要的作用。科学技术的进步与发展，已成为主导社会进步的重要因素。高等中医药院校必须不断地深化实践教育教学改革，以此推动人才培养观念、培养模式的转变。

2012年，教育部制订了《关于进一步加强高校实践育人工作的若干意见》（教思政［2012］1号）（下称《若干意见》），强调在教学中突出实践环节，指出：实践教学是学校教学工作的重要组成部分，是深化课堂教学的重要环节，是学生获取、掌握知识的重要途径。要求高校结合本学校的专业特点和人才培养要求，分类制订实践教学标准，增加实践教学比重，确保理工农医类本科专业的实践教学比重不少于25%。《若干意见》的这一要求，对于深化教育教学改革，提高人才培养质量，服务于加快转变经济发展方式，建设创新型国家和人力资源强国，具有重要而深远的意义。

在落实《若干意见》强化实践教学方面，长春中医药大学药学院全体师生进行了有益的探索。近年来，他们通过承担国家级人才培养模式创新实验区、国家级特色专业、国家级大学生创新创业训练项目基地等国家级质量工程项目，以及省校教学改革课题等多种方式，以教研促教改，努力增强整体教学中的实践教学比重，取得了一系列实践教学改革成果。此次组织编写的"高等中医药院校中药学、药学类专业实践教学创新系列教材"暨"全国中医药行业高等教育'十二五'创新教材"，就是广大教师长期致力于实践教学体系、实践教学内容与实践教学模式改革的重要成果之一。

本套实践教材改革了以往实践教学附属于理论教学、实践内容侧重于验证理论的做法，经过精选、整合和创新，强调以专业培养目标为主线，形成梯度层次型教学模式和相对独立的实践教学体系，体现了实践教学的科学性、系统性、独立性和完整性，同时避免了教学和训练内容不必要的重复，使各知识点及训练项目很好地衔接，有助于学生更好地掌握规范的基本操作技术，提高学生实践能力，培养学生严谨、求实、创新的科学态度。教材结合独立开设的实验课程，增加了综合性设计性实验、科学研究训练和创新实验等内容；综合性设计性实验有助于学生专业能力提高；科学研究训练有助于学生个性发展，培养学生分析问题和解决问题的能力；创新实验有助于使学生在掌握基本实验技术的同时，对专业学科前沿有所了解，并在此基础上进行创新探索，以激发学生的专业兴趣和创新意识。编者们在教材结构设计方面的创新之举，体现了他们在强化实践教育方面的良苦用心，更展示了他们践行实践教育的坚定决心！

衷心期待本套实践教材的出版，对推动我国中医药教育发展、促进人才培养模式改革、加强专业内涵建设、提高人才培养质量会起到积极的促进作用。

长春中医药大学校长 宋柏林

2015 年 3 月

前言

实践教学是高等学校特别是高等中医药院校人才培养过程中贯穿始终、不可缺少的重要组成部分，是培养学生综合素质、实践能力、实现人才培养目标的重要环节，是巩固学科知识、训练科研素养、培养创新创业意识的重要途径。转变传统的教育观念，树立科学的质量观和人才观，转变重理论轻实践、重论证轻探究、重知识传授轻能力培养的观念，注重学思结合、知行合一、因材施教、创新实践教育和实践育人模式，是培养具有科研创新能力的研究型人才和具有实践创新能力的应用型人才的必然要求。

实践教材是实践教学的载体和依据，实践教材建设是保证实践教学质量、教材专业内涵建设的基础。因此，长春中医药大学在中药学“两段双向型”国家级人才培养模式创新实验区、中药学国家级特色专业、国家级大学生创新创业训练项目基地等质量工程项目长期研究、实践与总结的基础上，组织编写了本套“高等中医药院校中药学、药学类专业实践教学创新系列教材”，对中医药院校中药学、药学类专业实验课程和实践训练的教学内容进行了“精选”“整合”和“创新”，强调对学生的动手能力、创新思维、科学素养等综合素质的全面培养。本套教材具有以下特点：

1. 体现教学研究型大学人才培养理念　本着教学研究型大学“厚基础、宽口径、精技能、重个性”的教育理念，体现“两段双向型”培养模式。“两段”，即第一阶段为通识认知教育，第二阶段为形成和创新教育。“双向型”，一是培养与科学学位研究生教育接轨的以创新思维和创新能力为主的研究型人才；二是培养以具有创新、实践动手能力和具有实践经验为主的应用型人才。

2. 构建实践教学和实践教材新体系　按照循序渐进的教育规律，整合、更新和重组实验教学内容，将原来按课程开设的实验整合为按专业、分模块进行开设；做好课程衔接，减少不必要的重复；纵向构建“三个平台四个层次”。“三个平台”，即针对大一至大二学年，建立宽泛、雄厚的实验基本技能平台；大三学年，建立初步的分析问题、解决问题能力的专业基础平台；大四学年，建立能够对所学知识综合运用的专业平台。“四个层次”，即第一层次为基础实验，以此进行基本技能强化训练；第二层次为探索性与设计性实验，给定题目，让学生自己动手查阅文献，自行设计，独立操作，最后总结；第三层次为综合性实验，完成一个中药或化学药或生物药物从原料到成品到药效及质量评价的全过程的设计与实际操作训练，为毕业实习和就业打下良好的基础；第四层次为自主研究性实验，结合大学生研究训练计划（SRT）和大学生创新创业训练计划进行科研能力训练。

3. 突出标准操作规范　根据专业标准，科学、合理地精选实验内容，特别增加了基本知识与技能篇幅，涵盖专业标准中所涉及的基本技能操作，并以此对学生进行基本技能的规范化训练。

本套教材从整体上体现课程、学科与专业的结合，以及医药结合、学思结合、实验方法与技能训练结合，继承、发展与创新结合，集系统性、学术性、前瞻性、适用性于一体。本套教材亦可以作为学生、专业技术人员培训、竞赛及科研、生产工作的参考用书。

尽管我们在编写过程中竭尽所能，但由于涉及多学科交叉整合，时间较为仓促，因此，不妥之处在所难免，敬请各位专家、同仁和广大读者提出宝贵意见和建议，以便今后进一步完善。

邱智东

2015 年 3 月

编写说明

药物化学是药学、制药工程、药物制剂专业必修的专业基础课，也是实践性很强的学科。药物化学实验课程是药物化学实践性的重要体现，既是理论联系实际的重要环节，又是提高学生实践能力、培养学生创新思维的重要途径。

本实验教材由上、下两篇组成。上篇介绍了药物化学实验的目的、任务，实验基本程序及药物化学实验操作等内容。下篇介绍了药物化学的性质实验、药物化学基础实验、药物化学设计性实验及药物合成实验。教材所涉及的实验药物是理论教材各章中的代表性药物。书末附有药物化学实验中常用冷却剂、干燥剂、催化剂，常用化学试剂的制备与纯化。药物化学实验是在掌握了化学基础课（尤其是有机化学）的基本知识、实验技能和技巧的基础上，在药物化学方面的进一步应用；使学生加深对药物化学的基本理论和基本知识的理解；在巩固、验证所学理论和药物性能的基础上，学会药物化学实验的基本研究方法；使学生了解药物的药理作用、药代动力学过程，并根据上述知识设计改造药物。药物合成反应实验教学的目的是通过实验教学环节力求加深对该门课程的基础理论和基本知识的理解；掌握药物合成的基本原理、理论和方法在药物合成中的应用；进一步加深和巩固有机化学实验的操作以及相关的理论知识；培养学生理论联系实际的作风。

本实验教材是我们对药物化学实验教学进行创新性探索的重要环节，力求深入浅出、简明扼要、通俗易懂、图文并茂。限于编者学识能力，加上写作时间紧促，不妥之处在所难免，祈望读者提出宝贵意见，以便再版时进一步修订提高。

编者

2016 年 5 月

目 录

上篇 基础知识与技能

下篇 实验内容与实验方法

上篇　基础知识与技能

第一章　绪　论

第一节　药物化学实验课程的性质、内容

药物化学是药学、制药工程和药物制剂专业必修的专业基础课，也是一门实践性很强的学科。它既是理论联系实际的重要环节，又是锻炼学生实践能力、培养学生创新思维的重要途径。本课程是在学习有机化学实验、分析化学实验、药物波谱解析、文献学等课程的基础上开设的，使学生进一步提高实验技能，熟练掌握有机合成、药物合成的基本操作，提高使用有关文献资料和独立进行实验设计的能力。

本课程通过药物化学性质实验、基础实验、设计性实验和药物合成实验训练有关药物合成和新药开发的基本实验技能，并介绍相关知识，使学生掌握药物合成和开发的基础知识，了解药物化学研究进展概况。与其他专业课程紧密联系，为学生后续的毕业设计、从事药学方面的工作、研究生阶段学习提供必要的实验基础知识和操作技能训练。

第二节　药物化学实验课程的目的、任务

药物化学实验是药学类专业学生实验课的一个重要组成部分，随着现代 CADD、QSAR、靶向设计等新技术的发展和进步，使药物化学实验从经验科学走向理论指导实验设计方向。但它仍是以实验为基础的科学，特别是新实验手段的普遍应用，使药物化学实验面貌一新。药物化学实验教学的目的主要有以下几点：通过实验，使学生在药物化学实验的基本操作方面获得较全面的训练；验证和巩固课堂讲授的理论知识；培养学生正确选择药物合成路线和设计实验方法的能力，以及分析和解决实验中遇到的问题的能力；培养学生理论联系实际的作风，严谨认真的科研态度和良好的实验习惯，为日后

的科研和工作打下良好的基础。

药物化学实验是药学类专业学生的一门专业基础课程，是以合成实验研究为主的一门实验学科。药物化学实验是在掌握了化学基础课（尤其是有机化学）的实验技能和技巧的基础上，在药物化学实验方面的进一步应用。但药物化学实验并不完全是合成实验，更需要了解药物的理化性质、药理作用、药代动力学过程，并根据上述知识设计改造药物。药物化学实验的任务旨在通过学生手脑并用、反复训练，掌握药物化学实验的基本操作方法和技能。在巩固验证所学理论和药物性能的基础上，学会药物化学实验的基本研究方法，学会驾驭理论与技能的思维方法，培养学生独立思考和独立工作的能力，养成认真观察、仔细思考、准确记录等良好的科研工作作风。通过药物化学实验的严格训练，使学生掌握药物化学实验的基本操作技巧和基本研究方法，包括合成方案的提出（从材料的收集、筛选开始，经分析、比较和综合，最后提出方案），组织实践（根据条件进行预实验，结果确定，修改原方案），中间物的提纯、鉴定及最终产品鉴定（包括产率计算、质量评定等）等。

第三节　药物化学实验的要求与考核方法

药物化学实验是将药物化学理论转化为实践的重要表现形式，以锻炼学生的操作能力，培养学生的逻辑创新思维。因此，教师需要建立完整的考核机制，在确保安全圆满地完成实验的同时，对学生实验成绩给予公平、公正和准确的评价，以发挥良好的评价机制对实验教学的促进作用。

实验课成绩按100分考绩，具体计分方式为：总成绩（100分）= 实验预习（20分）+ 实验操作（40分）+ 实验结果及分析（20分）+ 综合考试（20分）。

为规范考核内容，特制订如下规定：

一、出勤

学生必须保证参加每次药物化学实验课，如有特殊情况，需向教师出示假条或说明，并且缺席实验课学时不得超过总学时的三分之一，超过者需经学院领导批准，否则不允许参加理论课考试。

二、实验预习

1. 学生在进行实验前做好预习工作，将本实验中所需的试剂和产物的物理常数和性质，试剂、原料的用量和规格记录在预习报告本中，教师在实验前进行检查。(5分)

2. 学生在实验前将本次实验的目的、要求和合成路线记录在预习报告本中，书写规范、美观。(10分)

3. 掌握实验原理，明确各操作步骤的目的、方法和要求，熟悉产物纯化的方法。(5分)

三、实验操作

1. 学生进入药物化学实验室进行实验，必须按规定统一着装，不得佩戴戒指等首

饰。(5 分)

2. 学生必须按要求在规定实验台进行实验操作，除非取原料试剂，否则不得随意走动离开。(5 分)

3. 学生进行实验时，必须按照实验记录本中的合成路线、实验操作进行实验，不得违规操作，如发生危险事故需立即报告教师处理。(15 分)

4. 学生在实验过程中需操作规范、准确，取料量精确，并在实验过程中认真观察实验现象，及时将所观察到的情况记录在实验记录本中。(15 分)

四、实验结果及分析

1. 学生实验报告书的记录格式需符合本学科的要求；做到字迹工整、清晰；表达准确、真实；坚决杜绝抄袭现象的发生，如有发现雷同的实验记录，本项无成绩。(5 分)

2. 实验报告书对观察到的现象做出合理的解释说明；对合成路线及所用的试剂做出简单的评价，如在实验预习中学生提出更加完善的实验方案，教师可酌情加分。(5 分)

3. 学生应在实验报告书中对原料的消耗以及产物的产率做出准确计算，并对实验结果进行分析，探讨实验中存在的问题。(10 分)

五、综合考试

实验项目结束后，教师根据实际情况对学生进行药物化学实验综合考试，考试分为笔试和实验操作两种形式进行，各占 10 分。笔试考察内容为实验课中包含的实验现象、操作目的、产率计算等；实验操作考察内容为药物化学实验中包含的常规操作，例如重结晶纯化产物、熔点测定等。所有学生均必须参加综合考试，否则药物化学实验课无成绩。(20 分)

第四节　药物化学实验基本程序

一、实验预习、记录和报告

(一) 实验预习

实验预习是药物化学实验的重要环节，对保证实验成功与否起着关键作用。为了避免学生照方抓药，依葫芦画瓢，必须认真做好实验预习。对于未进行预习的学生，教师有义务拒绝进行实验。预习的具体要求如下：

1. 将本实验的目的、要求、合成路线、试剂和产物的理化性质常数（查手册或词典）、用量和规格摘录于记录本中。

2. 写出合成路线。每个学生应将实验内容中的文字改成简单明了的实验步骤（不是照抄实验内容）。路线中的文字可用符号简化，例如试剂写分子式，克写成 g，毫升写成 mL，加热写成△，加写成 +，沉淀写成↓，气体逸出写成↑等，仪器以示意图代之。这样在实验前已经形成了一个工作提纲，使实验有条不紊地进行。

3. 列出粗产物纯化过程及原理，明确各步操作目的和要求。

（二）实验记录

实验是培养学生科学素养的主要途径，实验中要做到操作认真，观察仔细，积极思考，并将所用物料的数量、浓度以及观察到的现象（如反应温度的变化、体系颜色的改变、结晶与沉淀的产生或消失、是否放热或有气体放出等）和测得的各种数据及时、准确、如实地记录于记录本中。记录要做到简单明了，字迹清楚。实验完毕后学生应将实验记录本和产品交给老师。产品要放于纸袋中或样品瓶中，贴好标签。

（三）实验报告

在实验操作完成之后，必须对实验进行总结。即讨论观察到的现象、分析出现的问题、整理归纳实验数据等。在实验报告中还应完成指定的思考题、提出本实验的改进意见并进行讨论等。这是整个实验的重要组成部分，也是把各种实验现象提高到理性认识的必要步骤。

二、设计性实验项目主要程序

（一）文献资料检索

药物化学文献是有关药物化学方面的科学研究、生产实践等的记录和总结。查阅药物化学文献是实验研究的一个重要组成部分，是培养动手能力的一个重要方面，是每个药学类专业学生应具备的基本功之一。

查阅文献资料的目的是为了了解某个课题的历史概况，目前国内外的研究水平，发展的动态及方向。文献资料是人类文化科学知识的载体，是社会进步的宝贵财富。但也应看到，由于种种原因，有的文献把最关键的部分叙述得不详细，或避实就虚。这就要求我们在查阅和利用文献时必须采取辨证的方法与原则。

（二）合成路线设计

药物化学实验的主要任务之一是合成化学药物。化学药物通常是由结构比较简单的化工原料，经过一系列的化学合成过程制得；或者由已知天然产物经过结构修饰与改造而制备得到。前者称为全合成药物，后者称为半合成药物。对于新药或未知物，由于没有特定的合成路线，一般要根据药物的结构特点，运用学过的有机化学、药物设计、药物合成等方面的知识进行设计和实验。对于已知药物（尤其是已上市的药物）的合成，因为已有文献报道，可以通过文献查阅，寻找合成路线。对合成路线的优化处理，包括对中间体与产物进行纯化和鉴定方法的选择等过程，以最终获得最佳工艺路线。

（三）合成路线选择

通过文献查阅，同一种药物可能找到多条合成路线，它们各自有相应的优、缺点，应进行深入、细致的比较，结合实验条件制定出具体的研究方案，确定最优的合成路线。一般应从以下几个方面综合考虑：

1. 化学合成途径适宜

除了得到最终产物以外，药物化学反应还要尽可能的收率高、副反应少、产品纯度高、易处理。为了达到这个目的，首先，所选择的合成路线应该尽可能反应步骤少、操作简便，且要求每一步的收率都高，因为总反应的收率是由各步反应的收率综合得到的，反应步骤越多，可能导致最终反应收率越低。例如某药物有两条合成路线，路线 1 由原料 A 经 8 步反应最终得到产物 W，路线 2 是从原料 I 和 M 出发，最后得到 W。假设各步反应的收率都相同，但从总收率考虑，路线 2 较好。路线 1 的总收率为 $(80\%)^8 = 16.8\%$（假设每部反应收率为 80%）；路线 2 的总收率为 $(80\%)^4 = 40.9\%$（假设每步反应收率为 80%）。其次，要求所选的每步反应力求副反应少，后处理相对简单。有时为了满足后处理简单这个要求，可能会放弃步骤少，但后处理繁杂的路线。另外，还应考虑每步反应操作的工序问题。有些反应单从反应式看步骤很多，但是具体操作工序较少；而有些反应表面看很简单，但操作控制要求严格，操作工序多。

路线 1

$$A \rightarrow B \rightarrow C \rightarrow D \rightarrow E \rightarrow F \rightarrow G \rightarrow H \rightarrow W$$

路线 2

$$\left.\begin{matrix} I \rightarrow J \rightarrow K \rightarrow L \\ M \rightarrow N \rightarrow O \rightarrow P \end{matrix}\right\} \rightarrow W$$

单元反应的次序安排要恰当，在同一条合成路线中，有时某些单元反应的先后次序可以颠倒，而最终会得到同样的产物。由于单元反应的次序安排不同，中间体不同，反应条件、要求和反应收率也不同。如果单从收率的角度考虑，应该把收率低的反应放在前面，将收率高的反应安排在后面。最佳的安排要通过实验验证。例如局麻药普鲁卡因的合成，可以使用下述两种方法制备。若采用 B 法，即先还原后酯化，不仅还原产物分离困难（用铁 - 酸法还原时，羧基与铁离子形成不溶性沉淀，难以分离），而且对氨基苯甲酸的活性低于对硝基苯甲酸，使得酯化反应产率较低。故工业上一般不采用 B 法，而采用先酯化后还原的方法。

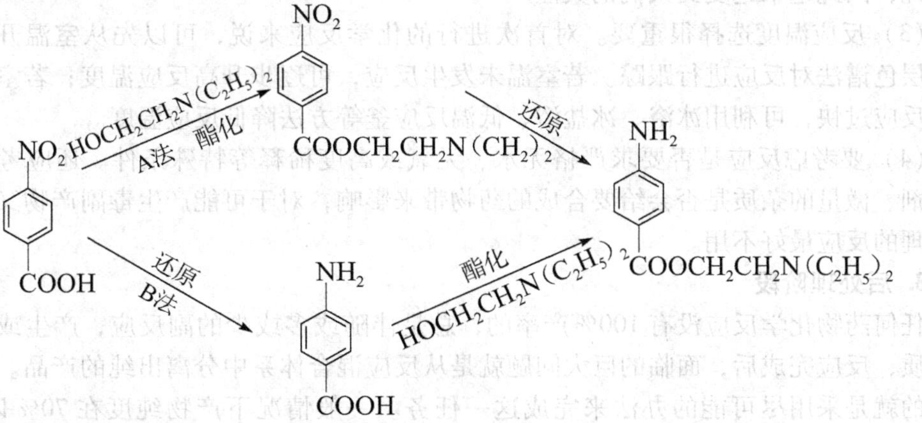

2. 原辅材料品种少且易得，反应条件温和

在进行工艺路线选择时，除了考虑收率因素外，还要根据实际情况，考虑原料的来源是否容易，价格是否合理。同时，还要考虑技术条件和设备的要求，有些反应需要在高温、高压，或低温甚至超低温条件下，或者在高真空、高腐蚀条件下进行，这些反应需要特殊设备、特殊条件。如果暂时缺乏这些条件，应尽量避开。另行设计或寻找其他路线，但是可能会带来步骤多、总产率低等问题。另一方面，某些文献报道的高温、高压反应，可能通过改变反应条件，采用催化剂（特别是利用酶催化）的方法，使反应易于进行。

3. “三废”少且易于治理

在许多合成药物的生产中，经常遇到易燃、易爆、有毒的溶剂、原料和中间体，也经常产生污染环境，危害人民身心健康的废气、废液和废渣（三废）。在工艺路线选择时，不但要考虑技术上是否先进，经济上是否合理，更应该考虑的是安全生产和对“三废”防治。

（四）合成路线方案实施

在方案实施阶段，也要结合药物化学实验的特点，做到保证安全、路线可靠、收率高、产品纯度好。一般分准备、反应和后处理三个阶段。

1. 准备阶段

准备阶段遵循方便、安全、价廉、广泛等原则。从原料、试剂和中间体角度考虑，尽可能选择在保存、转移和使用过程中较为安全（毒性小、化学稳定性高、非易燃易爆）的化学物质。

2. 反应阶段

反应阶段主要考虑反应条件，如反应物比例、溶剂、催化剂、温度等。

（1）考虑底物与反应试剂的比例及浓度。一般为使反应进行完全，反应试剂比底物多20%左右，价廉的原料或试剂常过量使用以提高收率。反应物在溶剂中的浓度一般为2%～10%。

（2）在反应条件下，溶剂应该是稳定的，不与底物和试剂反应，它们之间最好能够互相溶解（形成均相）。无溶剂的固相反应和在水溶液中进行的反应也许更利于分离和提纯，因此越来越受到人们的关注。

（3）反应温度选择很重要。对首次进行的化学反应来说，可以先从室温开始，采用薄层色谱法对反应进行跟踪。若室温未发生反应，可逐步升高反应温度；若室温条件下，反应过快，可利用冰浴、冰盐浴、低温反应釜等方法降低反应温度。

（4）要考虑反应是否要求严格无水、无氧或高度稀释等特殊条件。还应考虑所用的溶剂、微量的杂质是否会给要合成的药物带来影响，对于可能产生毒副产物又无法完全处理的反应最好不用。

3. 后处理阶段

任何药物化学反应没有100%产率的，总是伴随或多或少的副反应，产生或多或少的杂质，反应完成后，面临的巨大问题就是从反应混合体系中分离出纯的产品。后处理的目的就是采用尽可能的办法来完成这一任务。一般情况下产物纯度在70%以上时，产物较易分离，可采用酸碱溶液提取法、成盐法、重结晶、蒸馏、升华等方法进行操作。

三、实验结果分析和数据处理

药物化学实验中，对实验结果进行分析和数据处理是实验的重要环节。

（一）实验结果分析

1. 实验现象的解释

对实验过程中的现象进行合理解释。如反应前体系的各项指标和反应后的对比（温度、湿度、反应体系的颜色、气体、沉淀等）。

2. 合成路线的评价

对合成路线所涉及的试剂、仪器以及对产物的处理方法进行评价。选择收率高、对仪器设备要求小、反应条件简单的工艺路线。

3. 产品质量与技术经济评价

包括产品外观、纯度、杂质、含量等。实验技术评估，包括新技术应用价值、产品市场竞争力及原料成本、设备费用、动力成本等经济指标。

4. 安全环保评价

在实验实施阶段，可能会涉及有毒有害、易燃易爆的物质，应充分考虑并采取必要的安全和环保措施来消除其危害。

（二）实验数据的处理

1. 原料消耗

原料消耗指得到单位质量的产品所消耗的原、辅材料的量。又分为理论原料消耗（$A_{理}$）和实际原料消耗（$A_{实}$）。由于副反应的存在以及反应过程中的原料损失，使得原料的实际消耗要大于理论消耗。

$$原料利用率 = 1 - 原料损失率 = A_{理}/A_{实} \times 100\%$$

2. 百分产率

药物化学实验中，理论产量是指根据化学反应方程式计算得到的产物数量，即原料全部转化成产物，同时在分离和纯化过程中没有损失的产物数量。实际产量是指在实验中实际转化成产物，并经过分离、纯化获得的纯粹产物数量。在药物制备实验中，产物的实际产率是以百分产率来计算的。如下式：

$$百分产率(100\%) = 实际产量(g)/理论产量(g) \times 100\%$$

下面以水杨酸为原料制备阿司匹林为例，来说明百分产率的计算。

例：取水杨酸 10g，醋酐 14mL，浓硫酸 2 滴，加热，制得 10.8g 阿司匹林，试计算它的百分产率。

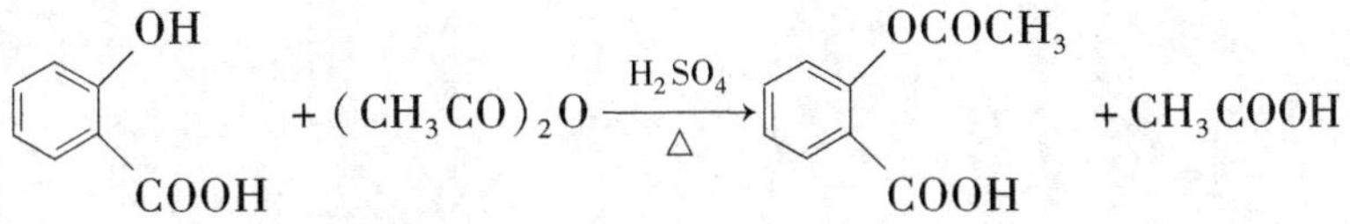

分子量　138.12　102.09　180.16

投料量　10g（0.072mol）　14mL（0.148mol）

解：从反应方程式中各物料的摩尔比可知醋酐是过量的。因此，理论产量应根据水杨酸的投料量来计算。0.072mol 水杨酸理论上应产生 0.072mol 阿司匹林，即：

理论产量 = 0.072mol × 180.16g·mol^{-1} = 12.97g

实际产量 = 10.8g

百分产率 = 实际产量(g)/理论产量(g) × 100%

= 10.8g/12.97g × 100% = 83.3%

第二章　药物化学实验操作

第一节　玻璃仪器的洗涤与干燥

一、玻璃仪器的洗涤

药物化学实验中最简单而常用的洗涤玻璃仪器的方法是用长柄毛刷（试管刷）蘸上皂粉或去污粉，刷洗润湿的器壁，直至玻璃表面的污物除去为止，最后再用自来水清洗。当仪器倒置，器壁不挂水珠时，即已洗净，可供一般实验所用。若用于精制产品或供药物分析用的仪器，尚需用蒸馏水再润洗 2 ~ 3 次，以除去自来水冲洗时带入的杂质。对于滴定管、移液管、容量瓶、蒸馏器等特殊形状的仪器，刷子不便洗刷，多采用洗液洗涤。洗液也用于洗涤长久不用的杯皿器具和刷子刷不下的结垢。另外，药物化学实验室中常用超声波清洗器来洗涤玻璃仪器，既省时又方便。只要把用过的仪器放在配有洗涤剂的溶液中，接通电源，利用声波的振动和能量，可达到清洗仪器的目的。清洗过的仪器，再用自来水漂洗干净即可。

二、玻璃仪器的干燥

进行药物化学实验的玻璃仪器除需要洗净外，还常常需要干燥。一般将洗净的仪器倒置一段时间后，若没有水迹，即可使用。有些严格要求无水的实验，仪器的干燥与否甚至成为实验成败的关键。为此，可将所使用的仪器放在烘箱或红外干燥箱中烘干，也可将仪器倒挂在玻璃仪器气流烘干器上干燥。较大的仪器或者在洗涤后需立即使用的仪器，为了节省时间，可将水尽量沥干后，加入少量乙醇或丙酮摇洗（使用后的乙醇或丙酮应倒回专用的回收瓶中），再用电吹风吹干。先通入冷风 1 ~ 2 分钟，当大部分溶剂挥发后，再吹入热风使干燥完全（有机溶剂蒸气易燃烧或爆炸，故不宜先用热风吹）。吹干后，再吹冷风使仪器逐渐冷却。否则，被吹热的仪器在自然冷却过程中会在仪器内壁凝结一层水气。

第二节　药品的称取

在称取药品和试剂前，首先应注意对照和验证标签上的品名与规格，然后根据药品或试剂的性状，选用合适的称取方法。

一、固体药品的称取

对于一般的固体药品（如氯化钠）可直接放在称量纸上称取；如果是有腐蚀性、易潮解的固体药品（如氢氧化钠），需放在烧杯等盛装容器中称取。对于易吸潮药品称取时应该迅速，并在药品称取完毕尽快将药瓶盖旋紧，以免因吸潮而影响药品质量。

常量制备实验，对称量精密度要求不高，可使用精密度为0.1g的托盘天平。半微量制备实验，托盘天平的灵敏度达不到要求，可使用精密度为0.01g的精密电子天平。有机定量分析实验，可使用精密度为0.0001g的分析天平进行称重。

二、液体药品（试剂）的称取

一般的液体药品（试剂）可用量器量取或采用称重的方法称取。量器量取液体试剂可采用倾倒法或滴取法。对于药品用量较大时可采用倾倒法，倾倒药品时要小心谨慎，切不要将液体试剂倒洒在实验台面上。取用少量液体时，可用移液管或胶头滴管量取。用胶头滴管滴加时，应将胶头滴管放于容器口竖直正上方，并注意观察。试剂用量要严格按规定的量取用，不得擅自增减，已取出的试剂不得再倒回试剂瓶中。具有刺激性气味或易挥发的液体，需在通风橱（毒气柜）中量取。

第三节　常用的制备方法

化学药物是采用适宜的合成路线，通过若干步化学反应制备得到的。根据所用原料的不同，化学药物又可分为全合成药物、半合成药物以及对天然成分结构修饰得到的药物等。最常用的制备方法为加热回流法，此外，还有低温反应或冷却的方法。

一、回流

回流是使蒸出的液体蒸气冷却凝结成液体再回到物料主体的操作。在室温下，很多有机化学反应速度很慢或难以进行，但随着温度升高，反应速率则大大加快。因此，常常需要使反应体系的溶剂或液体反应物加热至沸腾，并且持续反应较长时间。反应瓶中的物料加热会形成蒸气，为了防止其逃逸损失，需要使用回流冷凝装置，使物料不断地在冷凝器内冷凝并返回反应瓶中。

1. 装置的安装

如下图所示，图2-1（a）为普通回流装置，由反应瓶和回流冷凝器组成。图2-1（b）为可隔绝潮湿空气的回流装置，在球形冷凝器顶端附加干燥管，用以防止潮湿空气吸入。图2-1（c）为带有吸收水溶性气体的装置，用于回流时有水溶性气体产生的实验。图2-2为带有测温和滴加液体的反应装置，由三口烧瓶、温度计（带温度计套管）、滴液漏斗、回流冷凝器组成，用于需要不断滴加液体物料，并测定反应体系温度的化学反应。

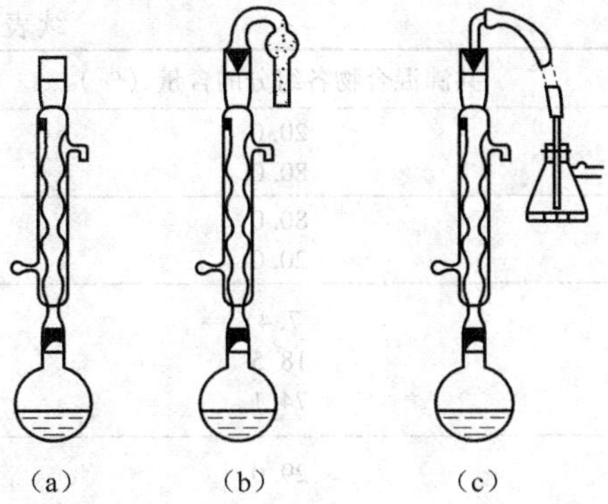

图 2－1　回流装置示意图

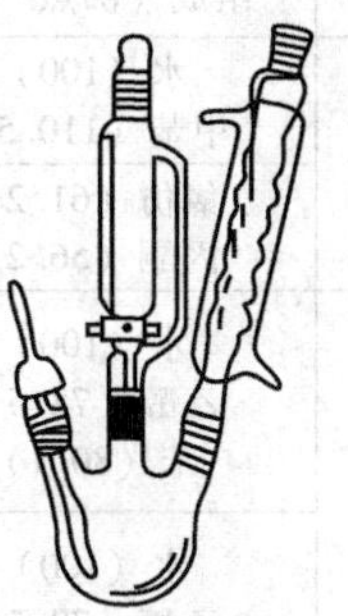

图 2－2　带测温、搅拌或滴加液体的回流装置

2. 热源的选择

回流反应可根据具体情况选用水浴、油浴、甘油浴或者电加热套等加热装置。

采用盛有传热介质的“浴”加热，升温速度平稳，传热均匀，温度容易控制。加热温度在 100℃以下时，一般用水浴加热。100℃～250℃的加热，需要用油浴。油浴所用的油多为植物油和矿物油，如棉籽油、蓖麻油、石蜡油和硅油等。对需要隔绝潮气的反应，可采用甘油，因为甘油的蒸气压比水低。使用硅油最为安全，即使达到最高温度，一般也不会冒烟。使用其他油浴加热时，要小心观察，一旦发现冒烟表明已接近油的闪点，此时要立即移去热源，停止加热，以免自燃着火。

电热套升温迅速，但温度不易控制，易导致局部过热，且对易燃溶剂不适用。煤气灯不宜作为有机化学反应的热源。有机化学反应所选用的溶剂多为易燃的液体，遇明火容易燃烧起火。

回流反应过程，应始终使烧瓶中的液体物料或液体试剂保持微沸状态，并应控制液体蒸气浸润不超过回流冷凝器的两个球为宜。还有一些化学反应，并不需要达到回流，即未必要达到该物料的沸点，这时，加热温度要根据实验情况反复摸索，最终选择适宜的反应温度。

3. 分水

分水是指在回流的基础上，利用两种物料的共沸性、不相溶性和密度的差异性，实现水与其他液体分离的操作。有机化学反应中常常有水生成，若除掉反应生成的水分，将促使化学平衡向有利的方向进行，此时常常需要采用分水装置。是利用加热回流的方法，以共沸混合物的形式将混合物中的水分蒸出。

表 2－1　几种常见的共沸混合物

共沸混合物	组成（沸点/℃）	共沸点（℃）	共沸混合物各组分的含量（%）
二元共沸混合物	水（100） 乙醇（78.5）	78.2	4.4 95.6
	水（100） 苯（80.1）	69.4	8.9 91.1
	水（100） 乙酸乙酯（77.1）	70.4	8.2 91.8

续表

共沸混合物	组成（沸点/℃）	共沸点（℃）	共沸混合物各组分的含量（%）
二元共沸混合物	水（100） 甲苯（110.5）	85.0	20.0 80.0
	氯仿（61.2） 丙酮（56.2）	64.7	80.0 20.0
三元共沸混合物	水（100） 乙醇（78.5） 苯（80.1）	64.6	7.4 18.5 74.1
	水（100） 乙醇（78.5） 乙酸乙酯（126.5）	90.7	29.0 8.0 63.0

常用的“带水剂”是苯、甲苯、二甲苯、三氯甲烷及四氯化碳。

如下图所示，当溶剂密度比水小时（如苯、甲苯、二甲苯），可采用图 2－3（a）所示的分水器。以共沸混合物的形式将混合物中的水分蒸出，蒸气经冷凝后形成互不相溶的两层，蓄积在分水器中，通过分水器下端的刻度可读取蒸馏出水分体积，旋开分水器旋塞可将下层的水分放出。

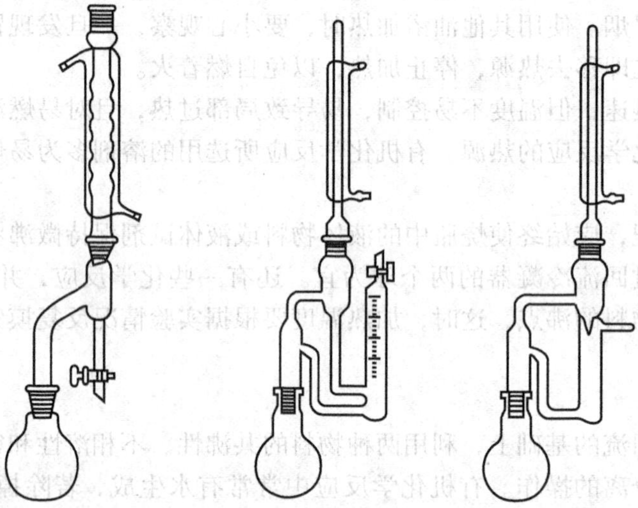

(a)　　(b)　　(c)

图 2－3　回流分水反应装置

当溶剂密度比水大时（如三氯甲烷、四氯化碳等），可采用图 2－3（b）所示的分水器。加热开始前，刻度管内应首先吸满适当的带水剂，以避免生成的水流回反应器。如欲除掉的水量较多，采用图 2－3（c）所示的装置更好，它能将蒸出去的水连续排出。

二、冷却

有些化学反应必须采用特定的低温条件才能进行，如重氮化反应等；有些放热反应，常常产生大量的热，使反应难以控制，并引起易挥发化合物的损失，或导致有机物的分解、副反应的增加。要把温度控制在一定范围内，则需进行适当的冷却。

将反应物冷却的最简单方法就是把盛有反应物的容器浸入冷水中。有些反应必须在室温以下的温度才能进行，这时最常用的冷却剂是冰或冰－水混合物，后者由于能和器壁更好地接触，冷却的效果要比单用冰好，可冷却至 0℃ ~5℃。如果有水分存在并不妨碍反应的进行，也可以把洁净的碎冰块从瓶口沿着瓶壁滑入反应物中，这样可以更有效地保持低温。投入冰块时，切勿垂直加入，以免击破反应瓶。

若需要把反应混合物冷却到 0℃以下时，可用食盐和碎冰的混合物（1 份食盐与 3 份碎冰的混合物），温度可降至－5℃ ~ －18℃。食盐投入冰内时碎冰易结块，故最好边加边搅拌。若需要达到其他不同的零下温度，可使用不同品种的盐，并调节其用量，详见附录一。

若需要达到更低温度，可用干冰（固体二氧化碳）与适当的有机溶剂混合。如：干冰与乙醇的混合物可达到－72℃；与乙醚、丙酮或氯仿的混合物可达到－78℃；液氮可冷却至－188℃。应当注意，当反应体系温度低于－38℃时，水银温度计就会凝固。因此，则不能使用水银温度计测温，常常使用内装有有机液体（如甲苯可达－90℃，正戊烷可达－130℃）的低温温度计。

三、搅拌

当反应在均相溶液中进行时一般可以不需搅拌，因为加热时溶液存在一定程度的对流，从而保持液体各部分均匀地受热。如果是非均相间反应或反应物系逐渐滴加时，为了尽可能使其迅速均匀地混合，以避免因局部过浓过热而导致其他副反应发生或导致有机物的分解；或者反应物是固体，如不搅拌将影响反应顺利进行，在这些情况下均需进行搅拌操作。在许多合成实验中若使用搅拌装置，不但可以较好地控制反应温度，同时也能缩短反应时间和提高产率。方法有三种，即机械搅拌、磁力搅拌、人工搅拌，下面主要介绍机械搅拌、磁力搅拌。

（一）机械搅拌

指通过电动搅拌器实现搅拌操作。比较复杂、反应时间较长，且在反应体系中有有毒气体放出的制备实验需要用此方法。

如图 2－4 所示，是搅拌棒与反应瓶连接的搅拌密封装置，它可以防止反应瓶中的蒸气往外逸。从玻璃管下端插入搅拌棒，橡皮管的上端松松地裹住搅拌棒，并在橡皮管与搅拌棒之间滴入少许甘油或液体石蜡起润滑和密封作用，搅拌棒下端接近反应瓶的底部。

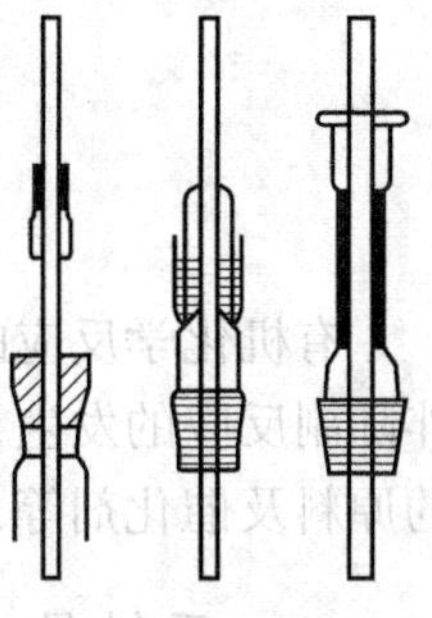

图 2－4　简易密封装置

如下图所示，图 2－5（a）为同时进行搅拌、回流和自滴液漏斗加入液体的实验装置。图 2－5（b）为还可同时测量反应温度的实验装置。

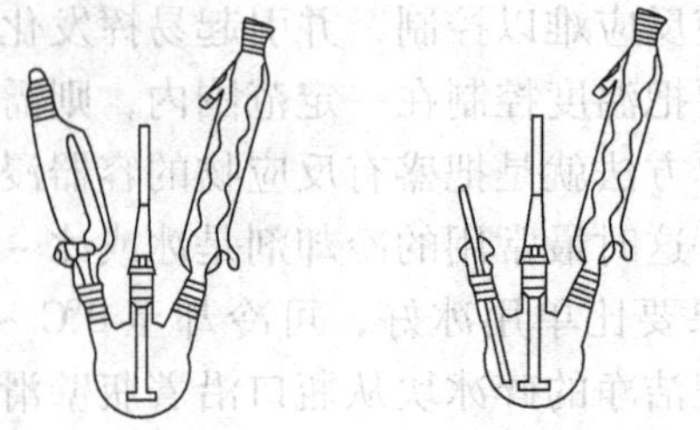

图 2－5　带测温、搅拌或滴加液体的装置

（二）磁力搅拌

磁力搅拌是通过磁力搅拌器实现搅拌操作的，它适用于混合搅拌较稀的液体物料，如图 2－6 所示。

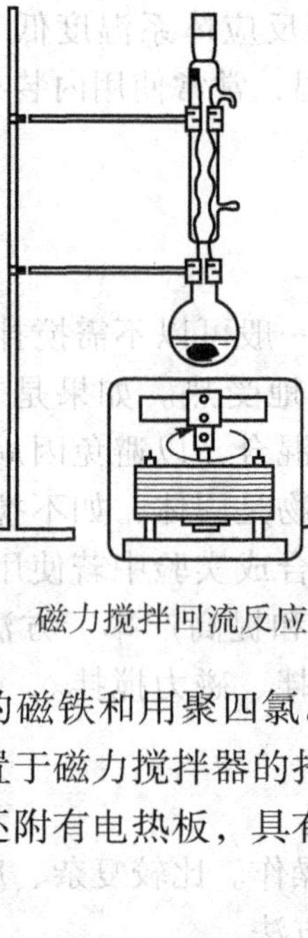

图 2－6　磁力搅拌回流反应装置

磁力搅拌器主要由一个可旋转的磁铁和用聚四氯乙烯包裹的磁转子组成。使用时，把磁转子投入反应瓶内，将反应瓶置于磁力搅拌器的托盘中央位置上，使磁转子在反应瓶中带动反应物料匀速转动。仪器还附有电热板，具有加热功能。转速和温度调节开关均由专用电位器控制和调节。

第四节　常用的分离、纯化方法

有机化学反应的转化率往往不高，收率仅在 50% ~80%。由于反应过程中常常会伴随副反应的发生，所以制得的产物往往是不纯的，常夹杂着一些副产物、反应未作用的原料及催化剂等，需要对其进行分离、纯化操作。

一、重结晶

化合物由非晶形经过一定的操作形成晶体的过程称为结晶。将初晶溶于溶剂或熔融以后，又重新从溶液或熔体中结晶的过程称为重结晶。重结晶是提纯固体有机物常用的方法之一。

（一）基本原理

重结晶原理就是利用被提纯物质与杂质在溶剂中溶解度的不同将它们分离，从而达到纯化的目的。一般情况下，固体有机物在溶剂中随温度的升高而溶解度增大，使之成饱和溶液，随温度的降低而溶解度减小，有机物又重新析出结晶；而杂质对冷、热溶剂均不溶解，或冷、热均能溶解。

（二）操作方法

1. 溶剂的选择

在进行重结晶时，选择合适的溶剂是一个关键问题。有机化合物在溶剂中的溶解性往往与其结构有关，结构相似者相溶。如极性化合物一般易溶于水、醇、酮和酯等极性溶剂，而非极性化合物易溶于乙醚、石油醚、苯和四氯化碳等非极性溶剂。

（1）选择溶剂应注意下列条件

①不与被提纯化合物起化学反应；②在降低和升高温度下，被提纯化合物的溶解度应有显著差别，冷溶剂对被提纯化合物溶解度越小，回收率越高，损失越小；③溶剂对可能存在的杂质溶解度较大，可把杂质留在母液中，或对杂质溶解度很小，难溶于热溶剂中，趁热过滤以除去杂质；④能生成较好的结晶；⑤溶剂沸点不宜太高，容易挥发，易与结晶分离；⑥价廉易得，无毒或毒性很小。

（2）选择溶剂的方法

具体选择时，利用“相似相溶”原理，先用少量样品在试管中经数次试验后确定。取0.1g样品置于试管中，用滴管逐滴滴加某一溶剂，并不断振摇，当加入溶剂的量达1mL时，可在水浴上加热，观察溶解情况，若该物质（0.1g）在1mL冷的或温热的溶剂中很快全部溶解，说明溶解度太大，此溶剂不适用；如果该物质不溶于1mL沸腾的溶剂中，则可逐步添加溶剂，每次约0.5mL，加热至沸，若加溶剂量达4mL，而样品仍然不能全部溶解，说明溶剂对该物质的溶解度太小，必须寻找其他溶剂；若该物质能溶解在1~4mL沸腾的溶剂中，冷却后观察结晶析出情况，若没有结晶析出，可用玻璃棒擦刮管壁或者辅以冰盐浴冷却，促使结晶析出。若晶体仍然不能析出，则此溶剂也不适用；若有结晶析出，还要注意结晶析出量的多少，并要测定熔点，以确定结晶的纯度。最后综合几种溶剂的实验数据，确定一种比较适宜的溶剂。

如果难于选择一种适宜的溶剂，可考虑选用混合溶剂。先将样品溶于沸腾的易溶溶剂中，趁热过滤除去不溶性杂质，然后逐滴滴入热的难溶溶剂，并摇振之，直到浑浊不再消失为止。再加入少量易溶的溶剂并加热使之溶解变清，放置冷却使结晶析出。如冷却后析出油状物，则需调整比例再进行实验或另换别的混合溶剂。

2. 加热溶解

当使用有机溶剂进行重结晶时，使用回流装置。将样品置于圆底烧瓶或锥形瓶中，加入比需要量略少的溶剂，开启冷凝水，开始加热并观察样品溶解情况。若未完全溶解可分次补加溶剂，每次加入后均需再加热使溶液沸腾，直至样品全部溶解。此时若溶液澄清透明，无不溶性杂质，即可撤去热源，室温放置，使晶体析出。

在以水为溶剂进行重结晶时，可以用烧杯溶解样品，在石棉网上加热，其他操作同前，只是需估计并补加因蒸发而损失的水。如果所用溶剂是水与有机溶剂的混合溶剂，则按照有机溶剂处理。

在溶样过程中，要注意判断是否有不溶或难溶性杂质存在，以免误加过多溶剂。若难以判断，宁可先进行热过滤，然后将滤渣再以溶剂处理，并将两次滤液分别进行处理。在重结晶中，若要得到比较纯的产品和比较好的收率，必须注意溶剂的用量。减少溶解损失，应避免溶剂过量，但溶剂太少，又会给热过滤带来很多麻烦，可能造成更大损失，所以要全面衡量以确定溶剂的适当用量，一般比需要量多加 20% 左右的溶剂即可。

3. 脱色

向溶液中加入脱色剂并适当煮沸，使其吸附掉样品中杂质的过程叫脱色。最常使用的脱色剂是活性炭。

活性炭的使用：活性炭煮沸 5～10 分钟，活性炭可吸附色素及树脂状物质（如待结晶化合物本身有色则活性炭不能脱色）。

使用活性炭应注意以下几点：

（1）加活性炭以前，首先将待结晶化合物加热溶解在溶剂中。

（2）待热溶液稍冷后，加入活性炭，振摇，使其均匀分布在溶液中。如在接近沸点的溶液中加入活性炭，易引起暴沸，溶液易冲出来。

（3）加入活性炭的量，视杂质多少而定，一般为粗品质量的 1%～5%，加入量过多，活性炭将吸附一部分纯产品。

（4）活性炭在水溶液中进行脱色效果最好，它也可在其他溶剂中使用，但在烃类等非极性溶剂中效果较差。

4. 热滤

热滤即趁热过滤以除去不溶性杂质、脱色剂及吸附于脱色剂上的其他杂质。热滤的方法有两种，即常压过滤和减压过滤。

5. 冷却析晶

将热滤液冷却，溶解度减小，溶质即可部分析出。此步的关键是控制冷却速度，使溶质真正成为晶体析出并长到适当大小，而不是以油状物或沉淀的形式析出。

一般说来，若将热滤液迅速冷却或在冷却下剧烈搅拌，所析出的结晶颗粒很小，小晶体包含杂质少，但因表面积较大，吸附在表面上的杂质较多，若将热滤液在室温或保温静置让其慢慢冷却，析出的结晶较大，表面积较小，吸附在表面的杂质较少。

6. 滤集晶体

析出的结晶体与母液分离，常用布氏漏斗进行减压过滤。从漏斗上取出晶体时，常与滤纸一起取出，待干燥后，用刮刀轻敲滤纸，晶体即全部下来，注意勿使滤纸纤维附于晶体中。

二、过滤

过滤有两个目的，一是滤除溶液中的不溶物得到溶液，二是去除溶剂（或溶液）

得到结晶。常用过滤方法有三种，即常压过滤、减压过滤和热过滤，下面主要介绍常压过滤、减压过滤。

（一）常压过滤

过滤的推动力是重力，滤液靠自身的重力透过滤纸流下，实现分离。要注意：一贴，指滤纸要紧贴漏斗壁，将滤纸四折叠好，轻轻放入圆锥形玻璃漏斗中，将滤纸贴在漏斗壁时先用水润湿并挤出气泡。二低，一是滤纸的边缘要稍低于漏斗的边缘；二是在整个过滤过程中始终注意滤液的液面要低于滤纸的边缘。三靠，一是待过滤的液体倒入漏斗中时，盛有待过滤液体的烧杯嘴要靠在倾斜的玻璃棒上；二是指玻璃棒下端要靠在三层滤纸一边；三是指漏斗的颈部要紧靠接收滤纸的接收器内壁。

滤纸折叠方法有两种，即平折法和褶折法。平折法适用于普通重力过滤，滤纸表面光滑，滤渣易于回收，但滤纸利用率低，流速慢；褶折法适用于快速过滤，滤纸利用率高，但滤渣不易回收，如图 2－7 所示。

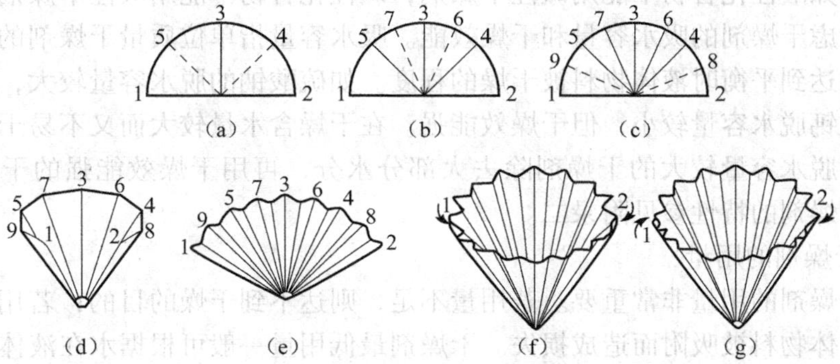

图 2－7　滤纸褶折法示意图

（二）减压过滤

为了把结晶从母液中分离出来，一般采用布氏漏斗进行减压过滤。减压过滤也称抽滤，利用抽气泵使抽滤瓶中的压强降低，达到固液分离的目的。装置包括布氏漏斗、抽滤瓶、胶管、安全瓶和真空泵。

抽滤瓶的导管用较耐压的橡皮管和真空泵相连（最好中间接一安全瓶，以免操作不慎，使泵中的水倒流）。布氏漏斗中铺的圆形滤纸要剪得比漏斗内径略小，紧贴于漏斗的底壁。为盖住滤孔，在抽滤前先用少量溶剂把滤纸润湿，然后打开真空泵将滤纸吸紧。待真空泵上压力表指针偏转后，借助玻璃棒，将烧杯中混悬液分批倒入漏斗中。如果烧杯中粘有结晶难以倒出时，可用适量滤液润洗烧杯，直到结晶全部转移至漏斗中为止。注意切勿另外取用水、乙醇等其他溶剂润洗烧杯，这样可能会使结晶因溶解而损失，影响收率。滤液是饱和溶液，用滤液润洗烧杯不会将已经析出的结晶因重新溶解而损失。关闭真空泵前，先将滤瓶与真空泵间连接的橡皮管拆开接通大气，以免水流倒吸。

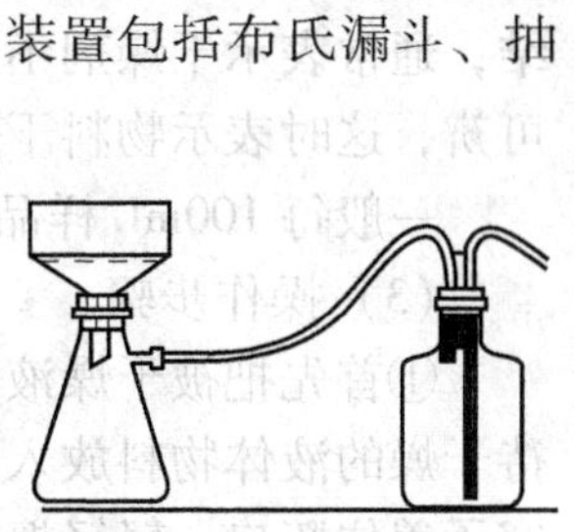

图 2－8　减压过滤装置

三、干燥

有机化合物在进行波谱分析或定性、定量化学分析之前以及固体有机物在测定熔点前，都必须使它完全干燥，否则将会影响结果的准确性。液体物料在蒸馏前通常要先行干燥以除去水分，这样可以使液体沸点以前的馏分大大减少；有时也是为了破坏某些液体化合物与水生成的共沸混合物。另外，很多有机化学反应需要在“绝对”无水条件下进行，所用的原料及溶剂是否干燥都将影响实验的结果和数据。因此，在有机化学实验中，试剂和产品的干燥具有十分重要的意义。

1. 液体的干燥

（1）干燥剂的选择

液体物料的干燥，通常是将干燥剂直接加到被干燥的液体物料中进行干燥。选择合适的干燥剂非常重要，选择干燥剂时注意以下几点：

①干燥剂应与被干燥的液体物料不发生化学反应或催化作用，也不溶解于要干燥的液体中。例如酸性化合物不能用碱性干燥剂，碱性化合物不能用酸性干燥剂。②使用干燥剂时要考虑干燥剂的吸水容量和干燥效能。吸水容量指单位质量干燥剂的吸水量。干燥效能是指达到平衡时液体物料被干燥的程度。如硫酸钠的脱水容量较大，但干燥效能弱；而氯化钙脱水容量较小，但干燥效能强。在干燥含水量较大而又不易干燥的化合物时，常先用脱水容量较大的干燥剂除去大部分水分，再用干燥效能强的干燥剂进行干燥。常用干燥剂的特性参见附录二。

（2）干燥剂的用量

掌握干燥剂的用量非常重要。若用量不足，则达不到干燥的目的；若用量太多，干燥剂会因液体物料被吸附而造成损失。干燥剂最低用量一般可根据水在液体中溶解度和干燥剂的吸水容量估算得到。但是由于液体中的水分不同、干燥剂性能的差别、干燥时间不同、干燥剂颗粒大小不同以及干燥温度不同，干燥剂的具体用量很难计算准确。在实际工作中，干燥剂的用量往往是大大超过计算量的。

实际操作中，主要是通过现场观察判断。如果某些液体物料干燥前浑浊，加入干燥剂吸水之后呈清澈透明状，即表明干燥剂用量合适；如果干燥剂附着于瓶壁，互相黏结，通常表示干燥剂不够，应继续添加，直到新加的干燥剂不结块，不粘壁，棱角清楚可辨，这时表示物料干燥合格。

一般每100mL样品约需加入0.5～1g干燥剂。

（3）操作步骤

①首先把被干燥液中的水分尽可能除净，不应有任何可见的水层或悬浮水珠；②把待干燥的液体物料放入已干燥好的锥形瓶中，取颗粒大小合适的干燥剂放入液体中，用塞子盖住瓶口，轻轻振摇，静置半小时以上，最好过夜；③把干燥好的液体倾入到蒸馏瓶中进行蒸馏或减压浓缩。

2. 气体的干燥

气体的干燥可以采用图2－9及图2－10所示的实验装置。浓硫酸等液体干燥剂适合于对氩气、氮气、氨气、氯气等气体的干燥，采用图2－9装置。当用固体干燥剂时，适于使用图2－10所示的装置，为了与大气中的湿气隔绝，可在开口的装置上安装装有氯化钙、碱石灰或其他适当干燥剂的干燥管。

低沸点气体的干燥可采用冷阱，使水和其他可凝结的杂质冷凝下来，见图 2-11。该法有很高的干燥效率。为了进行冷冻，可采用干冰/甲醇或液态空气。对于冷凝温度较高的湿分，还可用冷凝法干燥。该法是借助冷阱来降低温度，使水蒸气冷凝或凝固而获得脱水效果。

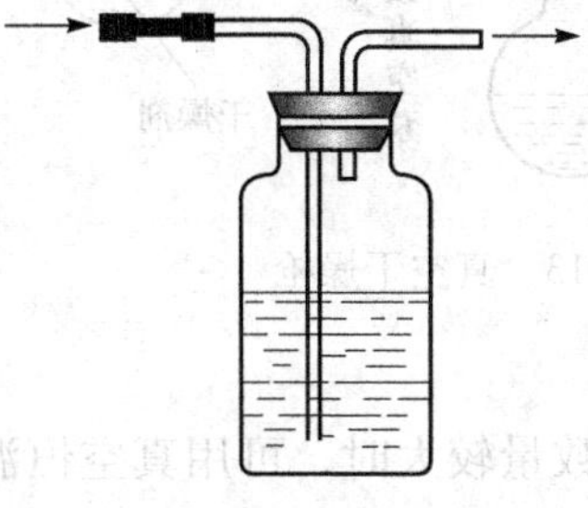

图 2-9　洗气瓶干燥气体装置

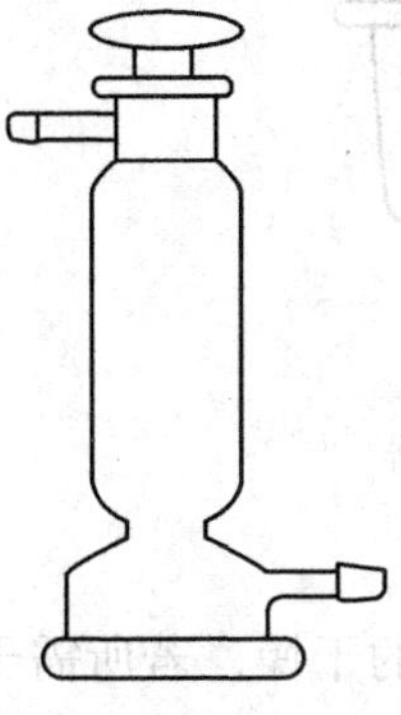

图 2-10　干燥塔干燥气体装置

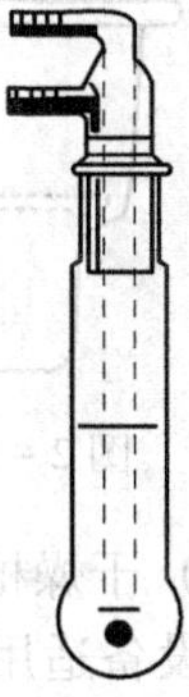

图 2-11　冷阱

气体干燥还可采用硅胶吸附法、分子筛脱水法等。

3. 固体的干燥

固体有机物在结晶（或沉淀）滤集过程中常吸附一些水分或有机溶剂，干燥时应根据被干燥有机物的特性和欲除去的溶剂性质选择合适的干燥方式。常用的干燥方式有：

（1）自然干燥

对于那些热稳定性较差且不吸潮的固体有机物，或当结晶中吸附有易燃的挥发性溶剂，如乙醚、石油醚、丙酮等时，可以放在空气中晾干（盖上滤纸以防灰尘落入）。

（2）加热干燥

加热干燥是指通过加热移去混合物中湿分的操作。

电热烘箱适用于熔点高、热稳定的固体有机物质，但要严格控制温度，加热温度至少低于待干燥物熔点 20℃ ~30℃，以免造成变色或分解。电热烘箱还适用于无机固体的干燥，特别是对干燥剂、吸附剂的焙烘或再生，如硅胶、氧化铝等。

红外线干燥箱是利用红外线穿透能力强的特点，使水分或溶剂从固体内迅速蒸发出来，干燥速度较快。使用红外线干燥箱干燥时，应控制加热温度，以避免因温度过高而造成固体的变色、熔融或升华。还应注意经常翻搅，防止结块。

（3）干燥器干燥

凡易吸潮或在高温干燥时会分解、变色的固体物质，可置于干燥器中干燥。干燥器分为普通干燥器和真空干燥器。干燥器下部装有干燥剂，中部是一块带孔的瓷板，以盛放被干燥的样品。干燥剂与被干燥固体同处于一个密闭的容器内，但不相接触，固体中的水或溶剂分子缓缓挥发出来并被干燥剂吸收。磨口处涂有一层很薄的凡士林，使之密封。真空干燥器与普通干燥器大体相同，只是在干燥器顶部有玻璃活塞，用以抽真空，以提高干燥效率，如图 2-12 所示。

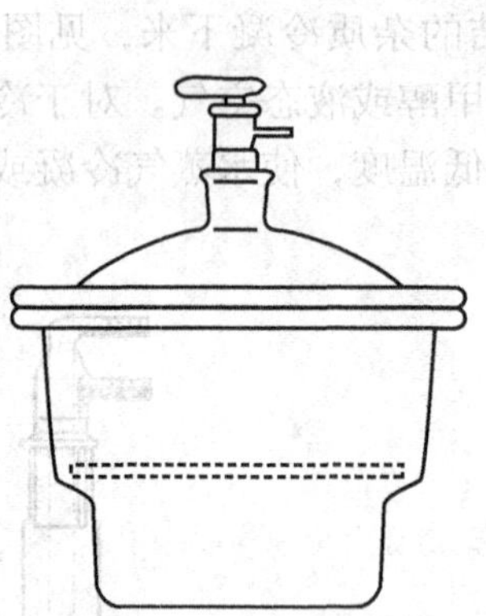

图 2－12　真空干燥器

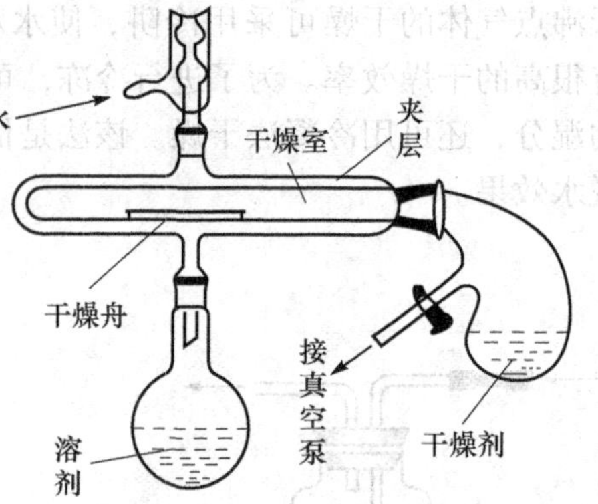

图 2－13　真空干燥枪

（4）干燥枪干燥

此设备适用于少量物质的干燥，若所需干燥物质的数量较大时，可用真空恒温干燥箱。真空干燥枪如图 2－13 所示。使用时将样品放在夹层中，连接盛有五氧化二磷等干燥剂的曲颈瓶。圆底烧瓶中装有有机溶剂，其沸点须与欲干燥温度接近，通过活塞抽真空，加热圆底烧瓶内的溶剂使其沸腾，溶剂的蒸气充满夹层的外层，从而使样品在恒定温度下得到干燥。

第五节　产物的纯度检查和结构鉴定

对合成产物和相关中间体进行纯度检查和结构鉴定是药物合成的一个重要组成部分。所鉴定的对象包括两类，一类是已知的化合物，即在文献上已有报道的化合物；另一类是未见报道、正在研究开发的新化合物，称为未知物。本书下篇中所涉及的药物均为临床常用的药物，具有已知的结构、性状和物理常数。对它们的鉴定相对容易，只要按照《中国药典》或者相关参考工具书上记载的数据进行检测、对照即可。然而对于未知物的鉴定，由于性状、物理常数等均为未知，所以在进行结构鉴定时，除了观察颜色、性状，测定熔沸点以外，还常常需要通过红外光谱、核磁共振谱、质谱等相关图谱数据的解析来确证。

一、外观性状检查

液体产物首先要观察它的外观、气味，其次要测定沸点、密度、黏度、折光率、比旋度等相关的物理常数。固体产物需要观察颜色，一般多是白色或类白色的结晶性粉末。有的药物为黄色，如硝苯地平、四环素等，有的药物为鲜红色或暗红色结晶性粉末，如利福平。观察固体产物的晶型，如针状结晶、板状结晶或无晶形粉末，可以用肉眼观察，也可借助放大镜或显微镜观察。化合物的形态、色泽和外观愈均匀，表明纯度愈高。多数药物无臭、无味；有些药物则有特异臭，如阿司匹林微带醋酸臭；有些药物味道为先苦而麻；有的药物为味微苦，随后有麻痹感（如盐酸普鲁卡因）。

二、物理常数测定

（一）熔点

熔点（melting point，m.p.）是指在标准大气压下，结晶物质受热由固态转化为液态时的温度。通常熔点是一个温度范围，即从初熔（开始熔化）的温度到全熔（完全熔化）的温度。每一种纯净物都具有独特的晶体结构和分子间作用力，因而具有特定的熔点。通过测定化合物的熔点，并与文献记载的熔点比较，用于化合物的初步鉴别。纯净物熔距很小，一般为0.5℃~1℃。有必要的话，还可测定其与标准品的混合熔点。如出现熔点下降，熔距变长，且低于其中任一组分的熔点。说明杂质尚未去除干净，需要再次纯化处理。如仍保持原来的熔点值，则可初步认定纯度合格。

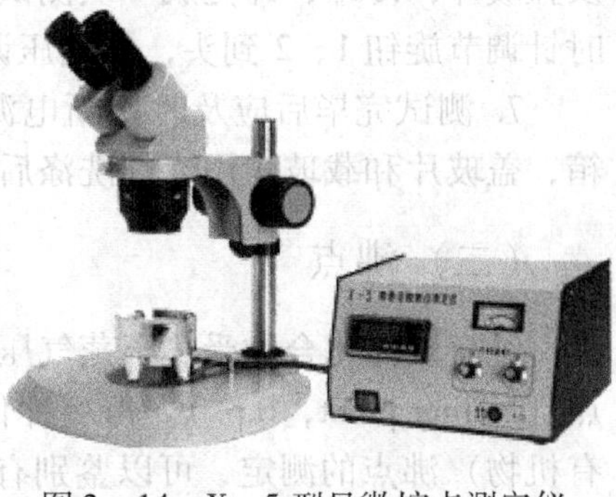

图2-14　X-5型显微熔点测定仪

熔点测定的方法主要有毛细管测定法和显微熔点仪测定法。下面仅以X-5型显微熔点测定仪（数显控温型）为例介绍熔点测定仪的使用方法。该仪器主要由显微镜、熔点热台、调压测温仪、传感器等组成。如图2-14、图2-15所示。

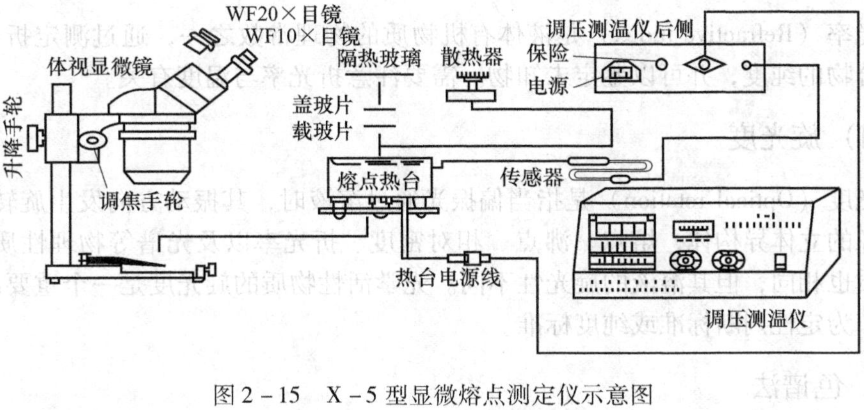

图2-15　X-5型显微熔点测定仪示意图

操作步骤如下：

1. 用药勺取适量待测样品（小于0.1mg）置于一干净的载玻片中心处，并使其薄而均匀分布，盖上盖玻片，轻轻压实，然后放置于熔点热台中心，盖上隔热玻璃。

2. 扶正主机头，松开显微镜升降手轮，上下调节显微镜，直到从目镜能看到熔点热台中央待测物品轮廓时紧锁该手轮，然后调节调焦旋钮，直到清晰地看到待测样品晶型为止。

3. 检查系统连接无误后，将调压控温仪上的调温钮1、2逆时针调到头，开启电源。如果仪表上排PV显示HELLO，下排SV显示PASS字样表示仪表自检通过。

4. PV显示实测温度值，SV显示设定温度值，按▲▼键改变设定温度值。当热台实测温度高于设定温度值时，系统自动断电停止加热，并发出嗡嗡报警声。当实测温度值低于设定温度值时，系统自动通电加热。

5. 通过控制调温旋钮1、2调节升温速度。其中旋钮1为粗调，旋钮2为细调。一般前段升温迅速，中断升温减慢，后段升温平稳。具体做法是：先将调温旋钮顺时针调至最大位置，使快速升温，当温度接近待测物熔点以下40℃左右时，将调温旋钮逆时针调节至适当位置，使升温速度减慢。在距被测物质熔点10℃左右时调节控温旋钮，使升温速度约为1℃/min。

6. 观察待测样品的熔化情况，记录从初熔至全熔的温度范围（初熔时晶体棱角变得圆滑，出现溶解迹象；全熔即固体全部溶解为液滴）。用镊子取下隔热玻璃、载玻片及盖玻片，冷却，即完成一次测试。如需重复测试，只需将散热盖放在熔点热台上，逆时针调节旋钮1、2到头，使电压调为零或切断电源，使温度降至熔点40℃以下即可。

7. 测试完毕后应及时切断电源，待熔点热台冷却后，方可将仪器按规定装入包装箱，盖玻片和载玻片用溶剂洗涤后放回盒中备用。

（二）沸点

纯净液体化合物受热至蒸气压与外界压力相等时，液体会沸腾，此时的温度称为沸点（boiling point，b.p.）。每一种化合物有自己特有的沸点，通过化合物（特别是液体有机物）沸点的测定，可以鉴别有机化合物，并判断其纯度。

（三）折光率

折光率（Refractive index）是液体有机物质的物理常数之一，通过测定折光率可以鉴定化合物的纯度，并可以鉴定未知物。需要注意折光率与温度有关。

（四）旋光度

旋光度（Optical rotation）是指当偏振光通过溶液时，其振动方向发生旋转的角度。互为镜像的立体异构体，熔点、沸点、相对密度、折光率以及光谱等物理性质都相同，化学性质也相同，但其溶液的旋光性不同。光学活性物质的旋光度是一个重要的物理常数，可作为定性判断标准或纯度标准。

三、色谱法

色谱法是利用不同物质在不同相态的选择性分配，以流动相对固定相中的混合物进行洗脱，混合物中不同的物质会以不同的速度沿固定相移动，最终达到分离的效果。根据物质的分离机制，可以分为吸附色谱、分配色谱、离子交换色谱、凝胶色谱等。

薄层色谱法（Thin Layer Chromatography，TLC）是广泛使用的一种方法。将细粉状的吸附剂或载体（固定相）涂布于玻璃板、塑料板或铝箔上，成一均匀薄层并进行活化。将试样与对照品溶液点在同一薄板的一端（原点），在密闭的容器中用适当的展开溶剂展开，显色后样品斑点与对照品斑点进行比较，用于定性鉴别和判断化合物的纯度。另外，在化学反应中，还常常将反应液点于薄层板上，以原料为对照，来判断反应进行的程度。如果在反应液中，已经无反应原料斑点时，即表明反应完毕，可以停止反应。

四、光谱法

化合物的光谱分析包括红外光谱法（Infrared Spectroscopy，IR）、紫外光谱法（Ultraviolet Spectroscopy，UV）、核磁共振谱法（Nuclear Magnetic Resonance，NMR）和质谱法（Mass Spectrometry，MS）等。光谱分析的方法是定性鉴定药物或中间体最有效和最方便的手段，且应用越来越广泛。目前人们对已知化合物的红外光谱图已陆续汇集成册，这就给鉴定未知物带来了极大的方便。除另有规定外，原料药鉴别应按照国家药典委员会编订的《药品红外光谱集》各卷收载的各光谱图所规定的方法制备样品，样品的红外光谱图应与对照的图谱相一致。

下篇　实验内容与实验方法

第三章　药物化学性质实验

实验一　药物水解变质实验

一、实验目的

1. 掌握影响药物水解变质反应的外界因素。
2. 掌握防止药物水解变质反应的常用方法。
3. 了解药物结构与水解变质的关系及原理。

二、理化性质与用途

1. 盐酸普鲁卡因

本品为白色结晶或结晶性粉末；无臭，味微苦，随后有麻痹感。在水中易溶，在乙醇中略溶，在三氯甲烷中微溶，在乙醚中几乎不溶。熔点为154℃～157℃。结构式如下：

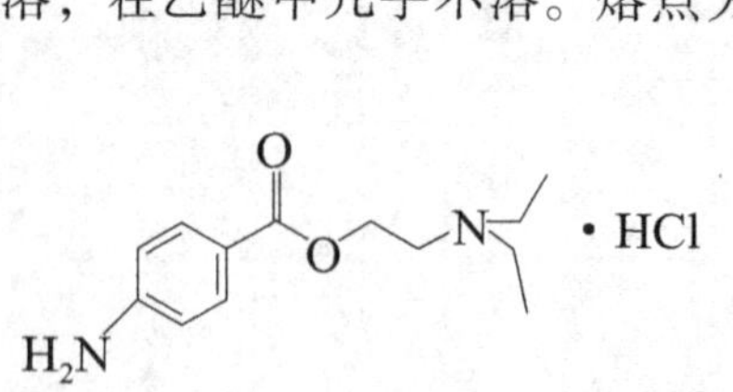

本品为局部麻醉药。临床用于局部浸润麻醉、蛛网膜下腔阻滞、腰麻、表面麻醉和局部封闭疗法。

2. 青霉素钠

本品为白色结晶性粉末；无臭或微有特异性臭；有引湿性；遇酸、碱或氧化剂等即迅速失效，水溶液在室温放置易失效。在水中极易溶解，在乙醇中溶解，在脂肪油或液状石蜡中不溶。结构式如下：

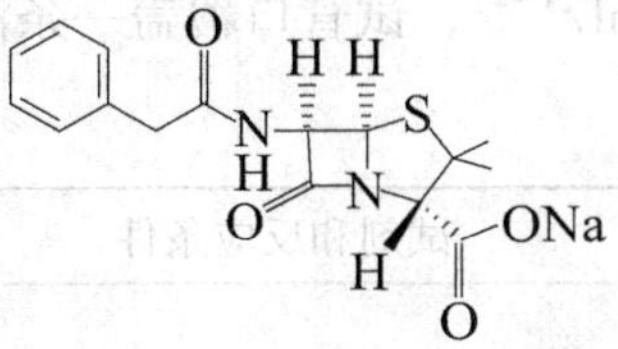

本品为β-内酰胺类抗生素。常用其粉针，注射前用注射用水新鲜配制。临床用于革兰阳性菌，如链球菌、葡萄球菌、肺炎球菌等所引起的全身或严重的局部感染。

三、实验原理

1. 盐酸普鲁卡因的水解反应

本品化学结构中含有酯基，酸、碱和体内酯酶均可促使其水解。水溶液加氢氧化钠溶液，析出普鲁卡因白色沉淀，继续加热则发生水解反应使酯键断裂，释放出二乙氨基乙醇，其蒸气使石蕊试纸变蓝。

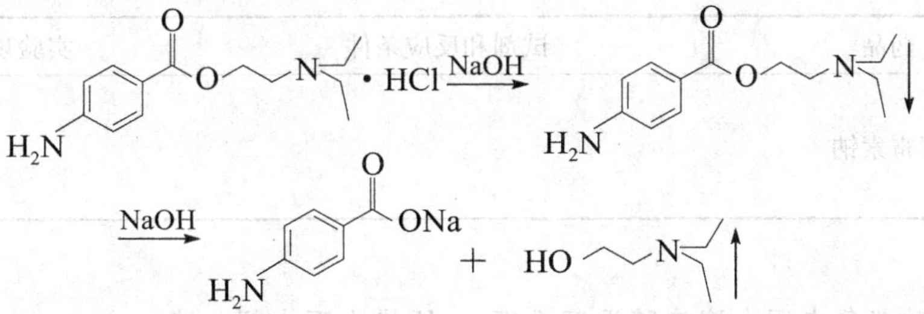

2. 青霉素钠的水解反应

在稀酸溶液中，室温条件下，侧链上羰基氧原子上的孤对电子作为亲核试剂进攻β-内酰胺环，生成中间体，再经重排生成青霉二酸。

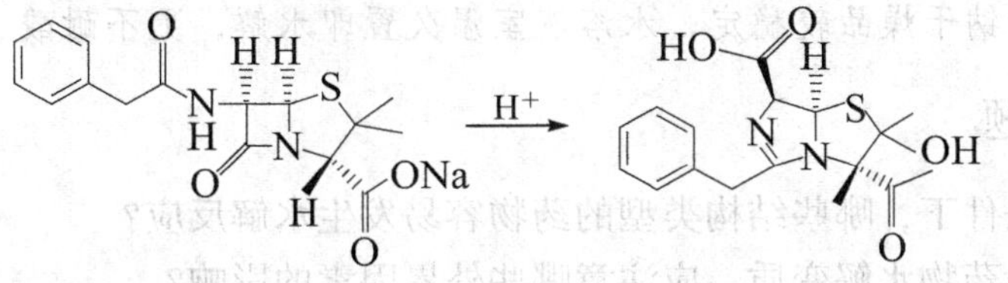

四、试剂与药品

盐酸普鲁卡因、注射用青霉素钠、石蕊试纸、10%氢氧化钠、稀盐酸。

五、实验方法

（一）盐酸普鲁卡因的水解

1. 取盐酸普鲁卡因（可用药物化学基础实验中自制的原料）0.1g，加水2mL，溶解后，在试管口覆盖一条湿润的红色石蕊试纸，于沸水浴上加热，石蕊试纸不变蓝。

2. 取盐酸普鲁卡因（可用药物化学基础实验中自制的原料）0.1g，加水 2mL，溶解后，加 10% 氢氧化钠试液 1mL[1~2]，试管口覆盖一条湿润的红色石蕊试纸，于沸水浴上加热，石蕊试纸变蓝。

药品	试剂和反应条件	实验现象
盐酸普鲁卡因		

（二）青霉素钠水解实验

1. 取注射用青霉素钠粉末约 0.1g，加水 5mL 使溶解，观察颜色是否澄清无色，放置 2 小时后，再观察溶液是否显浑浊，有否显色。

2. 取注射用青霉素钠粉末约 0.1g，加水 5mL 使溶解，加稀盐酸 2 滴[3]，有白色沉淀产生[4]。

药品	试剂和反应条件	实验现象
青霉素钠		

注释

[1] 盐酸普鲁卡因水溶液随温度升高，pH 增大而水解加速。

[2] 盐酸普鲁卡因水溶液加碱后，普鲁卡因被游离析出，可看到白色沉淀产生。

[3] 稀盐酸：取盐酸 234mL，加水稀释至 1000mL，即得。本液含 HCl 应为 9.5% ~ 10.5%。

[4] 青霉素钠干燥品较稳定，水溶液室温久置即水解，更不耐酸、不耐碱。

六、思考题

1. 在一定条件下，哪些结构类型的药物容易发生水解反应？
2. 为了防止药物水解变质，应注意哪些外界因素的影响？

实验二　药物氧化变质实验

一、实验目的

1. 掌握防止药物的氧化反应原理与操作。
2. 熟悉药物的结构与氧化反应关系。
3. 了解外界因素对药物氧化反应的影响。

二、理化性质与用途

1. 对氨基水杨酸钠

本品为白色或类白色的结晶或结晶性粉末；无臭，味甜带咸。在水中易溶，在乙醇中略溶，在乙醚中不溶。结构式如下：

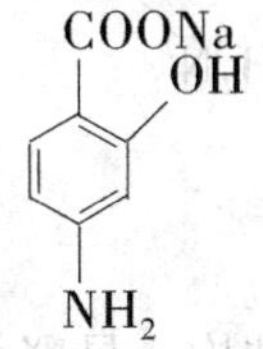

本品为抗结核病药。临床用于耐药性、复发性结核的治疗及某些抗结核药物不耐受时使用。

2. 维生素 C

本品为白色结晶或结晶性粉末；无臭，味酸；久置色渐变微黄；水溶液显酸性反应。在水中易溶，在乙醇中略溶，在三氯甲烷或乙醚中不溶。熔点为 190℃ ~192℃，熔融时同时分解。结构式如下：

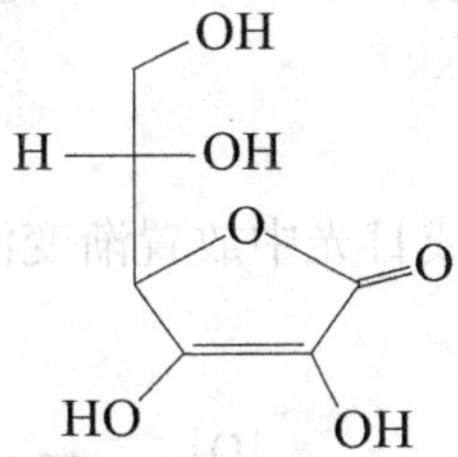

本品为维生素类药物。临床用于预防和治疗维生素 C 缺乏症，也用于尿的酸化、高铁蛋白症和许多其他疾病，还广泛用作制药和食品工业的抗氧剂和添加剂。

3. 盐酸氯丙嗪

本品为白色或乳白色结晶性粉末；有微臭，味极苦；有引湿性；遇光渐变色；水溶液显酸性反应。在水、乙醇或三氯甲烷中易溶，在乙醚或苯中不溶。熔点为 194℃ ~198℃。结构式如下：

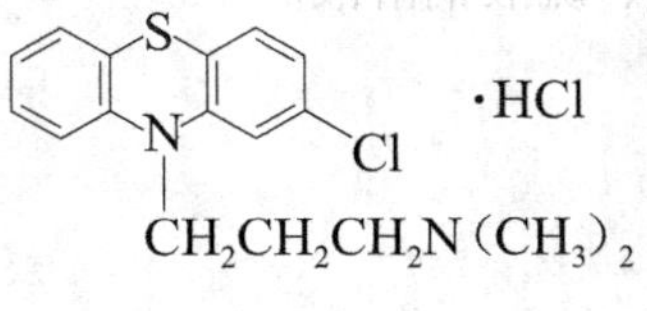

本品为抗精神病药。临床用于治疗精神分裂症和躁狂症，大剂量时可应用于镇吐、强化麻醉及人工冬眠等。

三、实验原理

药物结构中具有酚羟基、烯醇羟基及吩噻嗪母核等易被氧化的官能团，在空气或日光中放置渐变色。此外，氧化剂、重金属离子等因素也可加速药物氧化反应的进行。为了防止药物被氧化，可以加入少量抗氧化剂、金属掩蔽剂等消除或减慢药物的氧化反应速率。

1. 对氨基水杨酸钠的氧化反应

对氨基水杨酸钠脱羧后，生成间氨基酚，继而进一步氧化生成二苯醌型化合物。

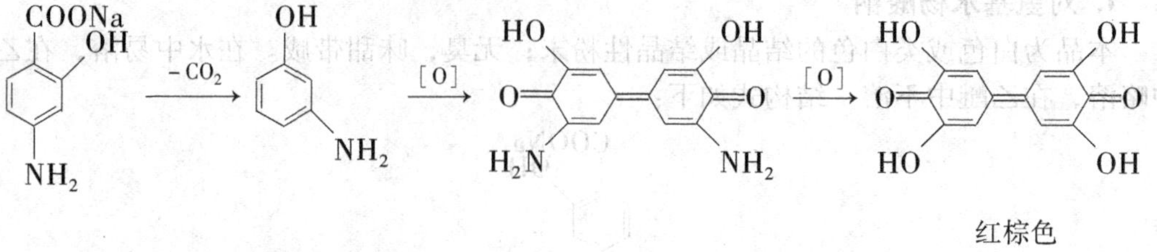

2. 维生素 C 的氧化反应

维生素 C 由于分子中特殊的烯醇结构，易释放出氢而显强还原性，在水溶液中易被空气中的氧所氧化，生成去氢抗坏血酸。

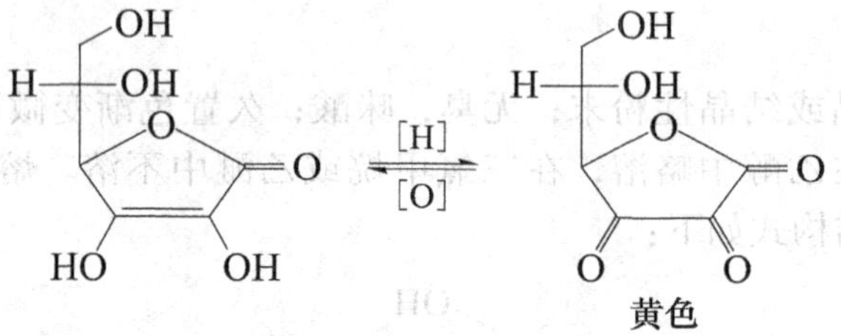

3. 盐酸氯丙嗪的氧化反应

吩噻嗪母核易被氧化，在空气或日光中放置渐变深红色，氧化产物非常复杂，有红棕色醌型化合物。

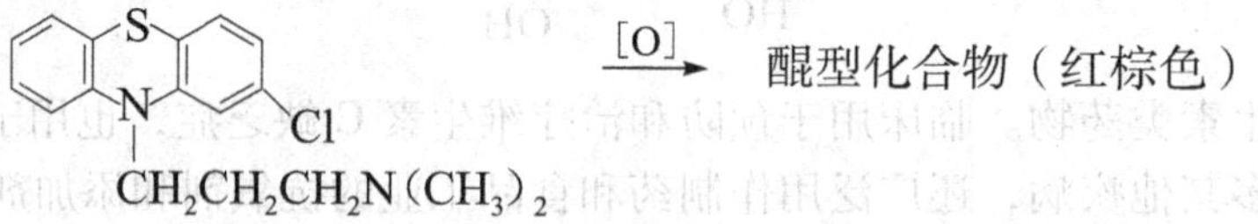

四、试剂与药品

注射用对氨基水杨酸钠、维生素 C 注射液、盐酸氯丙嗪注射液、2% 亚硫酸钠溶液、3% 过氧化氢溶液、EDTA 溶液、硫酸铜溶液。

五、实验方法

（一）操作

1. 对氨基水杨酸钠的配制

取 5% 对氨基水杨酸钠注射液 10mL，置于 50mL 锥形瓶中，加蒸馏水 15mL，摇匀。将本品均分为五等份，放于具塞试管中，分别编号为 1－1、1－2、1－3、1－4、1－5。

2. 维生素 C 的配制

取 5% 维生素 C 注射液 5mL，置于 50mL 锥形瓶中，加蒸馏水 20mL，摇匀。将本品均分为五等份，放于具塞试管中，分别编号为 2－1、2－2、2－3、2－4、2－5。

3. 盐酸氯丙嗪的配制

取1%盐酸氯丙嗪注射液5mL，置于50mL锥形瓶中，加蒸馏水20mL，摇匀。将本品均分为五等份，放于具塞试管中，分别编号为3－1、3－2、3－3、3－4、3－5。

（二）氧化反应的操作[1]

1. 将样品1－1、2－1、3－1号管，分别拔去塞子，暴露在空气中，日光照射，观察并记录颜色变化。

2. 将样品1－2、2－2、3－2号管，分别加入3%过氧化氢溶液10滴，同时放入沸水浴中加热，观察并记录5分钟、20分钟、60分钟的颜色变化。

3. 将样品1－3、2－3、3－3号管，分别加入2%亚硫酸钠溶液2mL，再加入3%过氧化氢溶液10滴，同时放入沸水浴中加热，观察并记录5分钟、20分钟、60分钟的颜色变化。

4. 将样品1－4、2－4、3－4号管，分别加入硫酸铜溶液2滴，观察并记录颜色变化。

5. 将样品1－5、2－5、3－5号管，分别加入EDTA溶液2mL，再加入硫酸铜溶液2滴，观察并记录颜色变化。

药品	试剂和反应条件	实验现象
对氨基水杨酸钠		
维生素C		
盐酸氯丙嗪		

注释

[1] 实验中三种药品加入相同试剂，但反应条件不同，会影响实验结果。所以时间、温度、空气、光线等实验条件均应一致。

六、思考题

1. 药物氧化变质的原理是什么？
2. 防止药物氧化变质可以采取哪些措施？
3. 加入EDTA溶液的目的是除去哪些物质？原理是什么？

实验三　含酚羟基和潜在酚羟基药物的鉴别

一、实验目的

1. 掌握《中国药典》对阿司匹林和对乙酰氨基酚的鉴别反应原理与操作。
2. 掌握含酚羟基药物和潜在酚羟基药物的鉴别反应原理与操作。

二、理化性质与用途

1. 阿司匹林

本品为白色结晶或结晶性粉末；无臭或微带醋酸臭，味微酸；遇湿气即缓缓水解。在乙醇中易溶，在三氯甲烷或乙醚中溶解，在水或无水乙醚中微溶；在氢氧化钠或碳酸钠溶液中溶解，但同时分解。熔点为135℃～140℃。结构式如下：

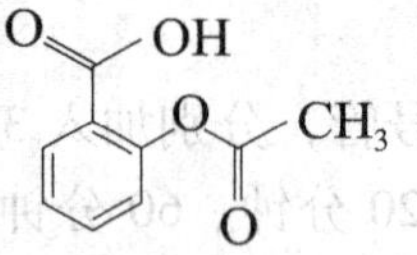

本品为解热镇痛药。临床用于感冒发热、头痛、牙痛、神经痛、肌肉痛和痛经等，是风湿热及活动型风湿性关节炎的首选药物。

2. 对乙酰氨基酚

本品为白色结晶或结晶性粉末；无臭，味微苦。在热水或乙醇中易溶，在丙酮中溶解，在水中略溶。熔点为168℃～172℃。结构式如下：

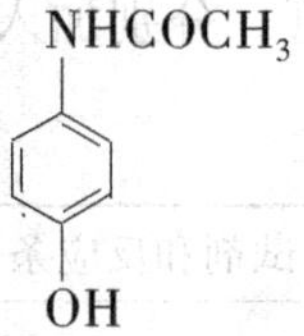

本品为解热镇痛药。临床用于治疗感冒、头痛等。

三、实验原理

鉴别实验是依据某一类药物的化学结构或理化性质特征，通过化学反应来鉴别药物。含酚羟基和潜在酚羟基药物通常采用三氯化铁显色反应鉴别。

1. 阿司匹林的显色反应

阿司匹林的水溶液加热放冷后水解成水杨酸，可与三氯化铁试液反应，呈紫堇色。反应方程式如下：

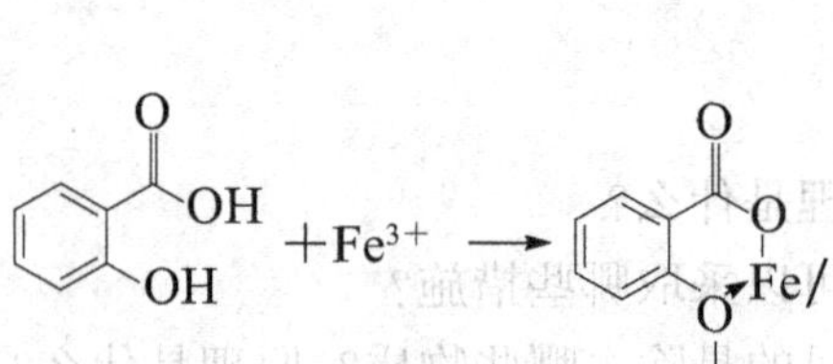

紫堇色

2. 对乙酰氨基酚的显色反应

对乙酰氨基酚的水溶液加三氯化铁试液，即显蓝紫色。反应方程式如下：

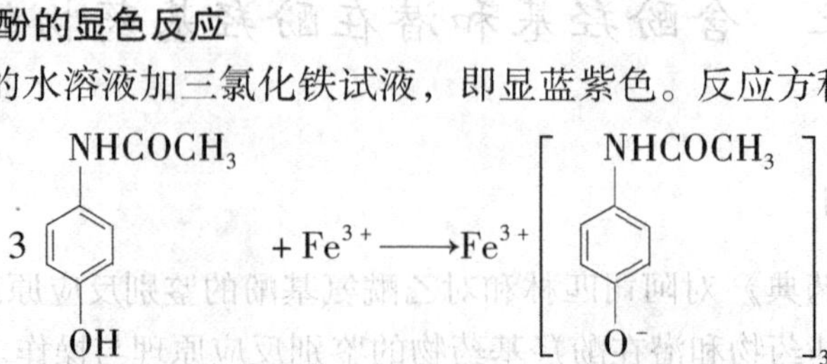

四、试剂与药品

阿司匹林片、对乙酰氨基酚片、三氯化铁试液。

五、实验方法

1. 阿司匹林的定性鉴别

取阿司匹林片，研成细粉。取细粉适量（约相当于阿司匹林 0.1g），加水 10mL，煮沸，放冷，加三氯化铁试液 1 滴[1]，即显紫堇色。

药品	试剂和反应条件	实验现象
阿司匹林		

2. 对乙酰氨基酚的定性鉴别

取对乙酰氨基酚片，研成细粉。取细粉适量（约相当于对乙酰氨基酚 0.5g），加乙醇 20mL，搅拌使对乙酰氨基酚溶解，滤过，合并滤液，蒸干，得残渣[2]。残渣加水适量，使之溶解，加三氯化铁试液，即显蓝紫色。

药品	试剂和反应条件	实验现象
对乙酰氨基酚		

注释

[1] 三氯化铁试液要现用现配，久置的三氯化铁会影响显色效果。

[2] 由于实验采用阿司匹林片和对乙酰氨基酚片，片剂中除了含有效成分以外，还加入了一定的辅料。因此，将对乙酰氨基酚用乙醇提取，以除掉生产中加入的辅料对实验结果的影响。

六、思考题

1. 三氯化铁显色反应适用于哪类药物的鉴别？

2. 请参照《中国药典》，说明对乙酰氨酚除了可以采用三氯化铁显色反应进行鉴别之外，还可以利用其他哪些鉴别反应进行鉴别，并说明原理。

实验四　含芳伯氨基和潜在芳伯氨基药物的鉴别

一、实验目的

1. 掌握《中国药典》对盐酸普鲁卡因、对乙酰氨基酚、磺胺甲噁唑的鉴别反应原理与操作。

2. 掌握含芳伯氨基和潜在芳伯氨基药物的鉴别反应原理与操作。

二、理化性质与用途

磺胺甲噁唑为白色结晶性粉末；无臭，味微苦。本品在水中几乎不溶；在稀盐酸、氢氧化钠试液或氨试液中易溶。熔点为168℃～172℃。结构式如下：

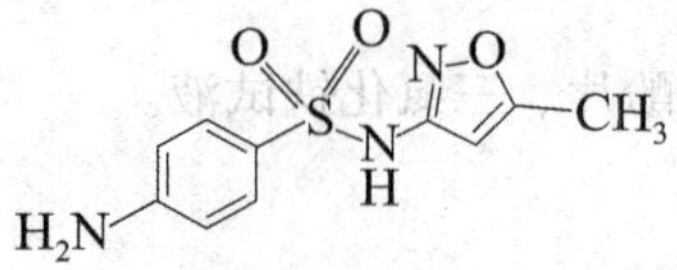

本品为磺胺类抗菌药。临床用于治疗尿路感染、外伤及软组织感染、呼吸道感染等。

盐酸普鲁卡因、对乙酰氨基酚的理化性质与用途见本章实验一、实验三。

三、实验原理

利用芳香第一胺反应的性质，对含芳伯氨基和潜在芳伯氨基药物进行鉴别。该类药物在稀盐酸中与亚硝酸钠生成重氮盐，加碱性β－萘酚试液，因供试品不同，生成由橙黄到猩红色沉淀。反应方程式如下：

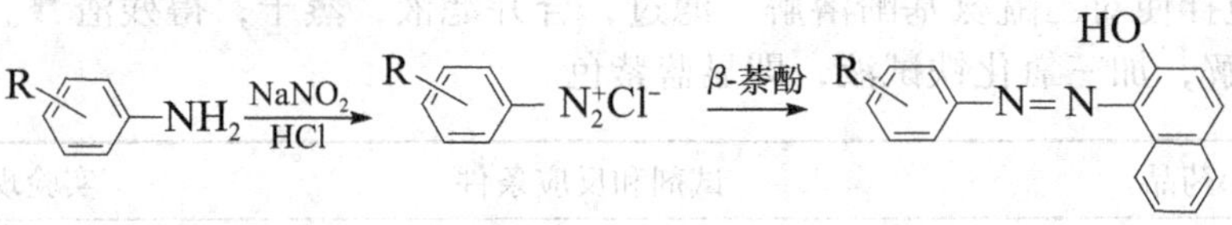

四、试剂与药品

盐酸普鲁卡因注射液、对乙酰氨基酚片、磺胺甲噁唑片、0.1mol/L亚硝酸钠溶液、亚硝酸钠试液、稀盐酸、碱性β－萘酚试液。

五、实验方法

1. 盐酸普鲁卡因的定性鉴别

取1%盐酸普鲁卡因注射液5mL，加稀盐酸1mL，缓缓煮沸，放冷，加0.1mol/L亚硝酸钠溶液数滴，滴加碱性β－萘酚试液数滴，摇匀，溶液呈猩红色。

药品	试剂和反应条件	实验现象
盐酸普鲁卡因		
磺胺甲噁唑		

2. 对乙酰氨基酚的定性鉴别

取对乙酰氨基酚片，研成细粉。取细粉适量（约相当于对乙酰氨基酚0.5g），用乙醇20mL分次研磨使对乙酰氨基酚溶解[1]，滤过，合并滤液，蒸干，得残渣。取残渣约0.1g，加稀盐酸5mL，置水浴中加热40分钟，放冷；取0.5mL，滴加亚硝酸钠试液5滴，摇匀，用水3mL稀释后，加碱性β－萘酚试液2mL，摇匀，即显红色。

药品	试剂和反应条件	实验现象
对乙酰氨基酚		

3. 磺胺甲噁唑的定性鉴别

取磺胺甲噁唑片，研成细粉。取细粉适量（约相当于磺胺甲噁唑 0.5g），加氨试液 10mL，搅拌使磺胺甲噁唑溶解[2]，加水 10mL，滤过，滤液置水浴上蒸发使氨挥散，放冷，加醋酸使成酸性，即析出沉淀，滤过，滤渣干燥备用。取滤渣约 50mg，加稀盐酸 1mL，缓缓煮沸使溶解，放冷，加 0.1mol/L 亚硝酸钠溶液数滴，滴加碱性 β－萘酚试液数滴，摇匀，溶液呈猩红色。

药品	试剂和反应条件	实验现象
磺胺甲噁唑		

注释

[1] 由于实验采用对乙酰氨基酚片，将对乙酰氨基酚片用乙醇提取，以除掉生产中加入的辅料对实验结果的影响。

[2] 由于实验采用磺胺甲噁唑片，将磺胺甲噁唑片用氨试液提取，以除掉辅料对实验结果的影响。

六、思考题

1. 如何对含芳伯氨基和潜在芳伯氨基药物进行鉴别？

2. 根据所学理论知识，请说明除本实验所涉及的几个药物以外，还有哪些药物是含有芳伯氨基及潜在芳伯氨基的？分别采用什么方法进行鉴别？

实验五　含酯键和酰胺键药物的鉴别

一、实验目的

1. 掌握《中国药典》对硝酸甘油、甲苯磺丁脲的鉴别反应原理与操作。

2. 熟悉含酯键和酰胺键化合物的常见鉴别反应原理与操作。

二、理化性质与用途

1. 硝酸甘油

本品为浅黄色，无臭，带甜味的油状液体。溶于乙醇，混溶于热乙醇、丙酮、乙醚、冰醋酸、乙酸乙酯、苯、三氯甲烷、苯酚，略溶于水。有挥发性，导致损失，也能吸收水分子成塑胶状。沸点为 145℃。结构式如下：

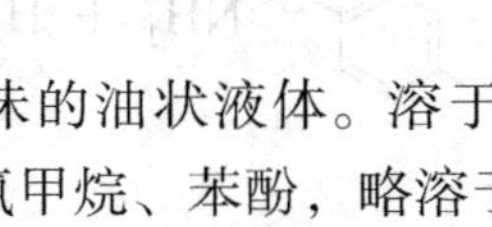

本品为 NO 供体药物。临床用于预防和治疗冠心病、心绞痛、充血性心力衰竭和局部浅表性静脉炎。

2. 甲苯磺丁脲

本品为白色结晶或结晶性粉末；无臭，无味。在丙酮或三氯甲烷中易溶，在乙醇中溶解，在水中几乎不溶；在氢氧化钠试液中易溶。结构式如下：

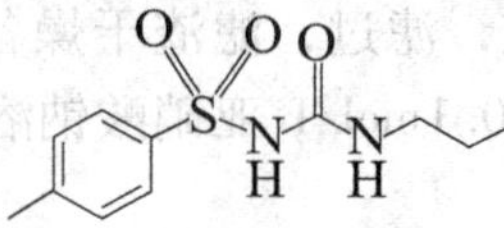

本品为降血糖药。临床用于治疗轻中度2型糖尿病，尤其是老年糖尿病患者。

阿司匹林的理化性质与用途见本章实验三。

三、实验原理

1. 阿司匹林的水解反应

在碱性条件下，阿司匹林加热煮沸，发生酯键的水解，生成水杨酸钠盐和乙酸钠盐。加稀酸中和，即析出水杨酸白色沉淀，并有醋酸的臭气。反应方程式如下：

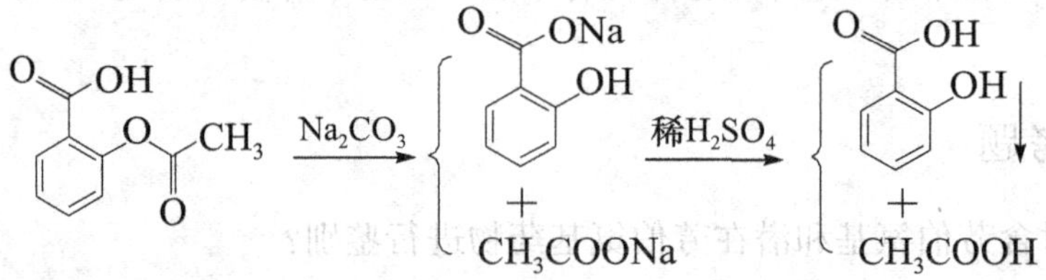

2. 硝酸甘油的水解反应

在碱性条件下，硝酸甘油加热生成甘油，加入硫酸氢钾加热生成恶臭的丙烯醛气体。反应方程式如下：

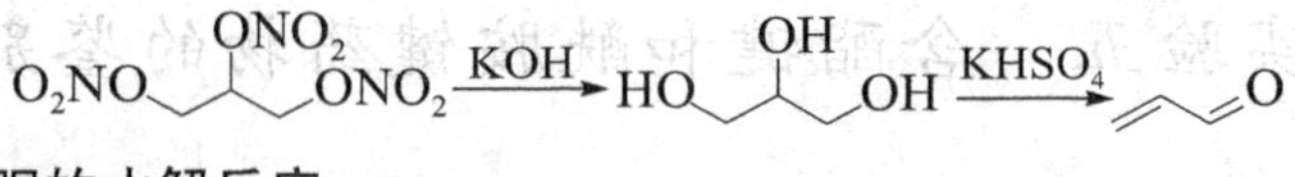

3. 甲苯磺丁脲的水解反应

在酸性条件下，甲苯磺丁脲加热回流，放冷，析出白色沉淀，滤液碱化后，即有正丁胺的特臭。

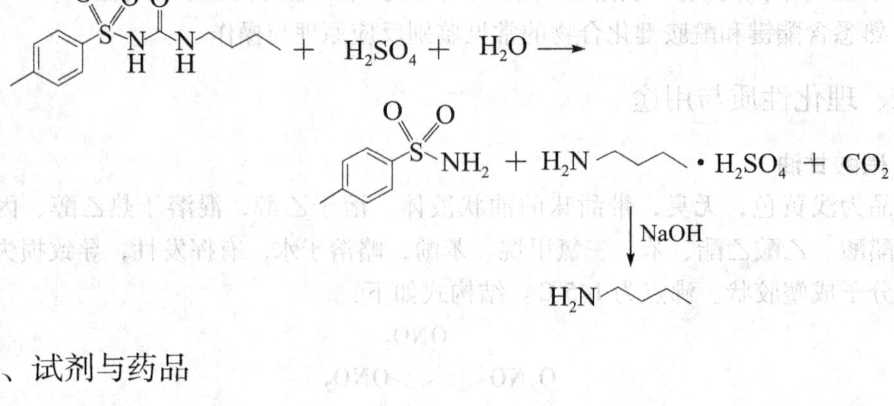

四、试剂与药品

阿司匹林片、硝酸甘油片、甲苯磺丁脲片、1mol/L 氢氧化钠、2mol/L 硫酸、1% 氢氧化钾溶液、硫酸溶液（1→3）、20% 氢氧化钠溶液。

五、实验方法

（一）阿司匹林的定性鉴别

取阿司匹林片，研成细粉。取细粉 0.5g，加入 10mL 1mol/L 氢氧化钠，煮沸 2 分钟，放冷，加入 10mL 2mol/L 硫酸，即析出白色沉淀，并发出醋酸的臭气。

药品	试剂和反应条件	实验现象
阿司匹林		

（二）硝酸甘油[1]的定性鉴别

取硝酸甘油片，研成细粉。取细粉适量（相当于硝酸甘油 10mg），加入 1% 氢氧化钾溶液 2mL，加热生成甘油，加入 1% 硫酸氢钾溶液 2mL，加热生成恶臭的丙烯醛气体。

药品	试剂和反应条件	实验现象
硝酸甘油		

（三）甲苯磺丁脲的定性鉴别

取甲苯磺丁脲片，研成细粉。取细粉适量（约相当于甲苯磺丁脲 0.5g），加丙酮 8mL，振摇使甲苯磺丁脲溶解，过滤，滤液置水浴上蒸干；取残渣 0.2g，加硫酸溶液（1→3）12mL，加热回流 30 分钟，放冷，即析出白色沉淀，滤过，滤液加 20% 氢氧化钠溶液使成碱性后，加热，沉淀用少量水重结晶后，加热，即发生正丁胺的特臭。

药品	试剂和反应条件	实验现象
甲苯磺丁脲		

注释

[1] 硝酸甘油为淡黄色液体，可因震动而爆炸，属化学危险品，故通常将其溶解在乙醇溶剂中贮存和运输。

六、思考题

1. 请说明含酯键和酰胺键药物有哪些化学特性？
2. 结合《中国药典》，说明对含酯键和酰胺键药物可采用什么方法进行鉴别？

实验六　碘代、硫代和酮羰基药物的鉴别

一、实验目的

1. 掌握《中国药典》对盐酸胺碘酮片、西咪替丁片、卡托普利片的鉴别反应原理

与操作。

2. 掌握碘代、硫代和酮羰基药物的鉴别反应原理与操作。

二、理化性质与用途

1. 盐酸胺碘酮

本品为白色至微黄色结晶性粉末；无臭，无味。在三氯甲烷中易溶，在乙醇中溶解，在丙酮中微溶，在水中几乎不溶。熔点为158℃～162℃，熔融时同时分解。结构式如下：

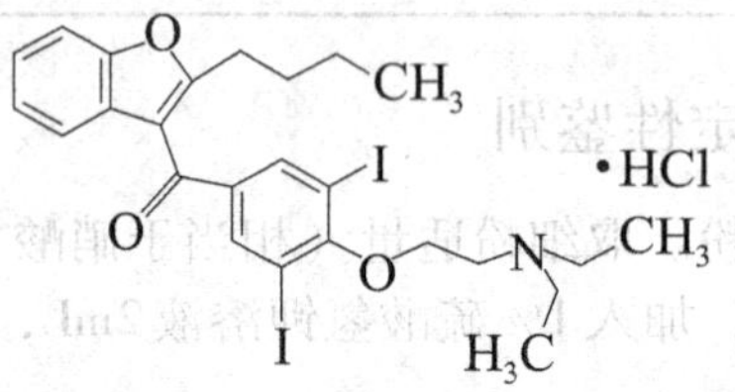

本品为广谱抗心律失常药。临床用于其他药物治疗无效的严重心律失常，如各种室上性及室性快速型心律失常等。

2. 西咪替丁

本品为白色或类白色结晶性粉末；几乎无臭，味苦。在甲醇中易溶，在乙醇中溶解，在异丙醇中略溶，在水中微溶，稀盐酸中易溶。熔点为140℃～146℃。结构式如下：

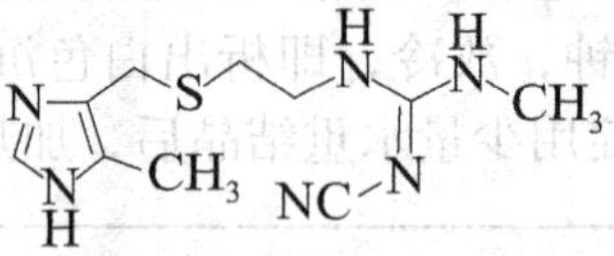

西咪替丁为第一个上市的 H_2 受体拮抗剂。临床用于治疗活动性十二指肠溃疡，预防溃疡复发。

3. 卡托普利

本品为白色或类白色结晶性粉末，有类似蒜的特臭，味咸。在甲醇、乙醇或三氯甲烷中易溶，在水中溶解。熔点为104℃～110℃。结构式如下：

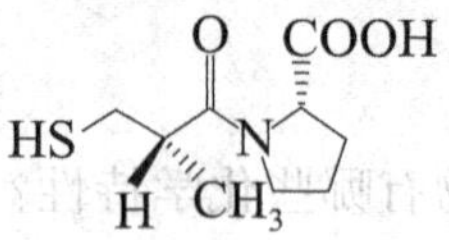

本品为血管紧张素转化酶抑制剂（ACEI）。临床用于治疗高血压、心力衰竭与心肌梗死后的心功能不全等。

三、实验原理

1. 盐酸胺碘酮的羰基加成反应

本品加2,4－二硝基苯肼，生成黄色的胺碘酮2,4－二硝基苯腙沉淀。反应方程式如下：

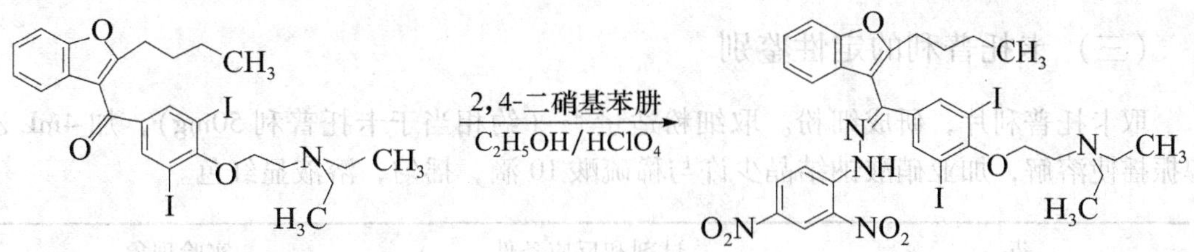

2. 西咪替丁的硫代化合物鉴别反应

本品细粉经加热炽灼，产生的气体能使醋酸铅试纸显黑色。反应方程式如下：

$$Pb^{2+} + S^{2-} \xlongequal{} PbS\downarrow$$

3. 卡托普利的巯基鉴别反应

本品结构中的巯基与亚硝酸作用生成红色的亚硝酰硫醇酯。反应方程式如下：

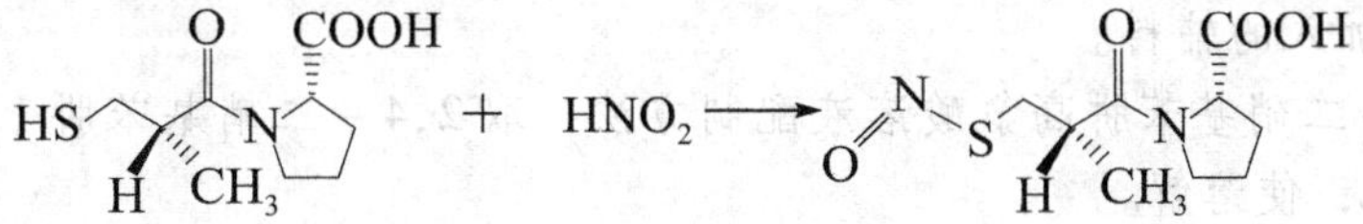

四、试剂与药品

盐酸胺碘酮片、西咪替丁片、卡托普利片、三氯甲烷、硫酸、稀硫酸、醋酸铅试纸、无水乙醇、2,4-二硝基苯肼高氯酸溶液、亚硝酸钠。

五、实验方法

（一）盐酸胺碘酮的定性鉴别

1. 取盐酸胺碘酮片，研成细粉。取细粉适量，加硫酸微热，分解、氧化产生紫色的碘蒸气。

2. 取盐酸胺碘酮片，研成细粉。取细粉适量（约相当于盐酸胺碘酮25mg），加三氯甲烷10mL，振摇，将提取液过滤，滤液蒸发至干，得到白色粉末[1]。将其用2mL乙醇溶解，再加入2,4-二硝基苯肼高氯酸溶液2mL[2]，加水5mL，生成黄色沉淀。

药品	试剂和反应条件	实验现象
盐酸胺碘酮		

（二）西咪替丁的定性鉴别

取西咪替丁片，研成细粉。取细粉适量（约相当于西咪替丁100mg），置小试管中，试管口覆盖一条湿润的醋酸铅试纸，加热炽灼，产生硫化氢气体，能使醋酸铅试纸显黑色。

药品	试剂和反应条件	实验现象
西咪替丁		

（三）卡托普利的定性鉴别

取卡托普利片，研成细粉。取细粉适量[3]（约相当于卡托普利 50mg），加 4mL 乙醇振摇使溶解，加亚硝酸钠结晶少许与稀硫酸 10 滴，摇匀，溶液显红色。

药品	试剂和反应条件	实验现象
卡托普利		

注释

[1] 由于实验采用盐酸胺碘酮片剂，片剂中除了含有盐酸胺碘酮有效成分以外，在片剂生产过程中，还加入了一定的辅料。因此，将盐酸胺碘酮细粉用三氯甲烷提取，以除掉生产中加入的辅料。

[2] 2,4－二硝基苯肼高氯酸溶液配制方法：取 2,4－二硝基苯肼 1.2g，加 30% 高氯酸溶液 50mL，使溶解。

[3] 由于实验采用卡托普利片剂，在片剂生产过程中，加入了一定的辅料。但卡托普利片剂加入的辅料对该实验结果不会产生干扰，可以直接使用。

六、思考题

1. 盐酸胺碘酮的鉴别实验反应机理是什么？发生何种化学反应？

2. 除西咪替丁外，其他 H_2 受体拮抗剂类药物是否可以采用加热炽灼的方法进行鉴别？

第四章　药物化学基础实验

实验一　磺胺醋酰钠的合成

磺胺醋酰钠化学名为 *N*－［（4－氨基苯基）磺酰基］乙酰胺钠盐一水合物。临床上作为广谱抑菌剂，用于治疗结膜炎、沙眼及其他眼部感染。结构式如下：

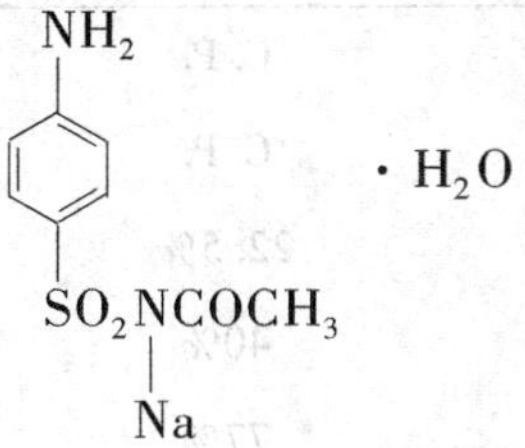

本品为白色结晶性粉末；无臭，味微苦。在水中易溶，在乙醇中略溶。

一、实验目的

1. 通过磺胺醋酰钠的制备，了解用控制 pH 值、温度等条件纯化产品的方法。
2. 加深对磺胺类药物一般理化性质的认识。

二、实验原理

在碱性条件下，以磺胺为原料与醋酐反应，磺酰氨基乙酰化制备得到磺胺醋酰，再与氢氧化钠反应制备磺胺醋酰钠。合成路线如下：

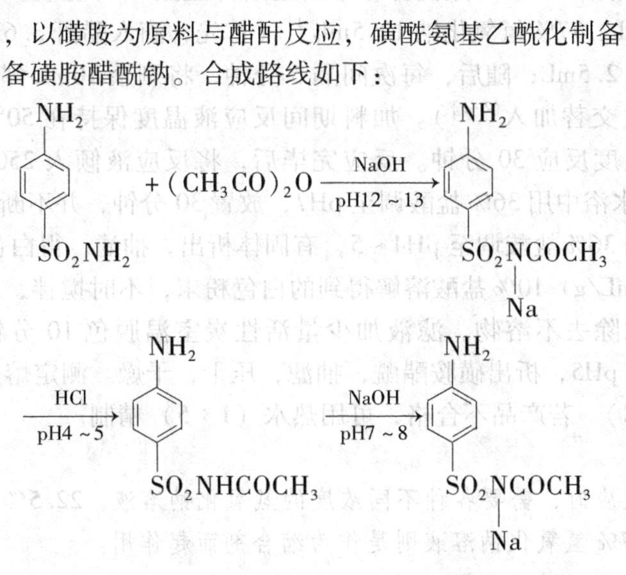

三、实验内容

（一）磺胺醋酰的制备

1. 实验原理

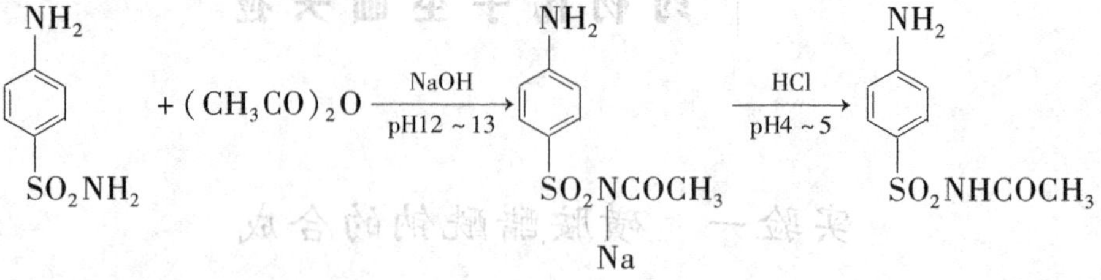

2. 原料及试剂

名　称	规　格	用　量
磺胺	C. P.	17. 2g
醋酐	C. P.	13. 6mL
氢氧化钠	22. 5%	22mL
氢氧化钠	40%	适量
氢氧化钠	77%	12. 5mL
盐酸	10%	适量
盐酸	36%	适量

3. 操作

在附有搅拌装置、温度计、回流冷凝管的100mL三口烧瓶中，加入磺胺17. 2g，22. 5%氢氧化钠溶液22mL，开始搅拌，水浴逐渐升温至50℃左右。待磺胺溶解后，分次加入醋酐13. 6mL，77%氢氧化钠12. 5mL[1]（首先，滴入醋酐3. 6mL，5分钟后滴入77%氢氧化钠溶液2. 5mL；随后，每次间隔5分钟，将剩余10mL醋酐与10mL 77%氢氧化钠溶液分五次交替加入[2~3]）。加料期间反应液温度保持在50℃～55℃。加料完毕，继续保持此温度反应30分钟。反应完毕后，将反应液倾入250mL烧杯中，加水20mL稀释，于冷水浴中用36%盐酸调至pH7，放置30分钟，并不断搅拌析出固体，抽滤除去[4]。滤液用36%盐酸调至pH4～5，有固体析出，抽滤，得白色粉末[5]。

用3倍量（3mL/g）10%盐酸溶解得到的白色粉末，不时搅拌，尽量使单乙酰物成盐酸盐溶解，抽滤除去不溶物。滤液加少量活性炭室温脱色10分钟，抽滤。滤液用40%氢氧化钠调至pH5，析出磺胺醋酰，抽滤，压干，干燥。测定熔点（磺胺醋酰的熔点为179℃～184℃）。若产品不合格，可用热水（1∶5）精制。

注释

[1] 乙酰化反应时，需要各种不同浓度的氢氧化钠溶液，22. 5%氢氧化钠溶液是作为溶剂使用，而77%氢氧化钠溶液则是作为缩合剂而起作用。

［2］滴加醋酐和氢氧化钠溶液是交替进行，每滴完一种溶液后，让其反应 5 分钟后，再滴加另一种溶液。滴加是用滴管加入，滴加速度以液滴一滴一滴滴下为宜。

［3］在反应过程中，77% 氢氧化钠溶液与醋酐交替加料很重要，先氢氧化钠后醋酐，切勿改变顺序，以使反应液始终保持一定的 pH 值（pH12～13）。若碱性过强，其结果是磺胺较多，磺胺醋酰次之，磺胺双醋酰较少；碱性过弱，其结果是磺胺双醋酰较多，磺胺醋酰次之，磺胺较少。

［4］按实验步骤严格控制每步反应的 pH 值，切勿调来调去，以利于除去杂质。

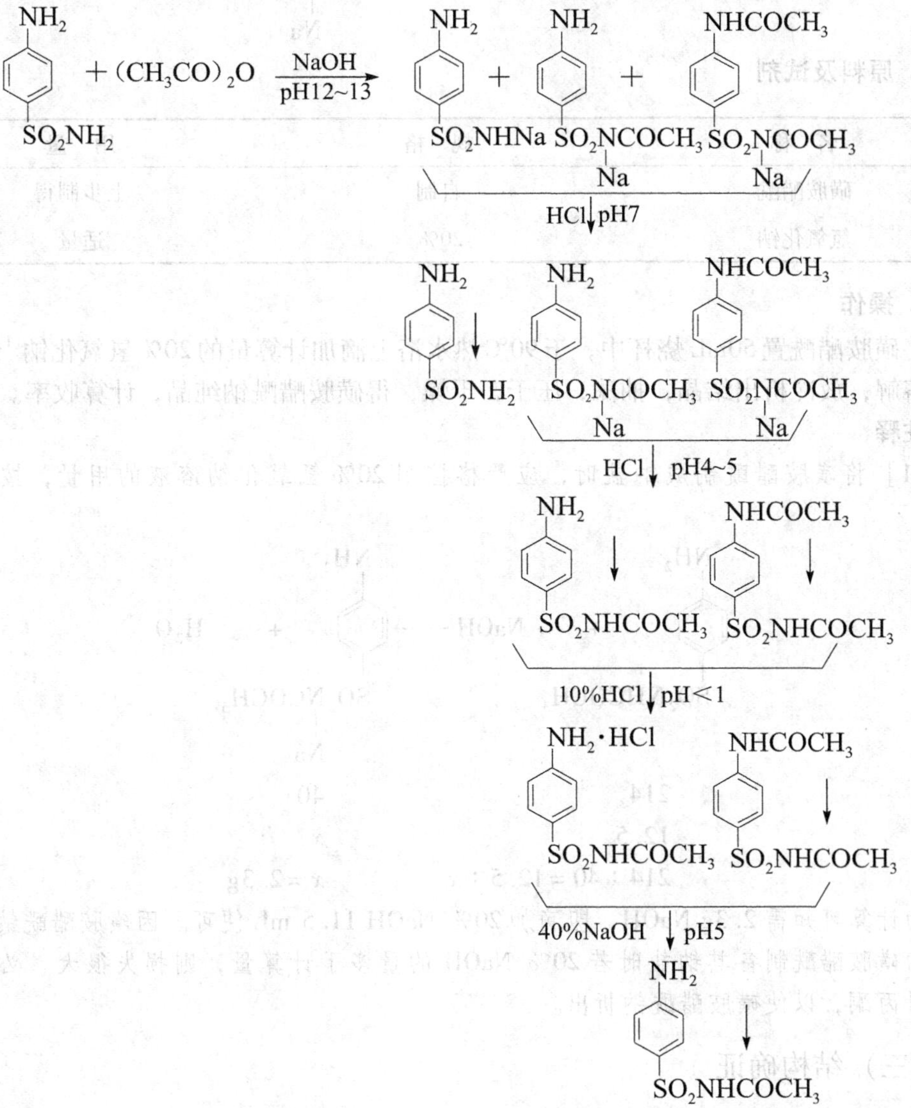

［5］在 pH 为 7 时析出的固体不是产物，应弃去。产物在滤液中，切勿搞错。在 pH 为 4～5 析出的固体是产物。

（二）磺胺醋酰钠的制备

1. 实验原理

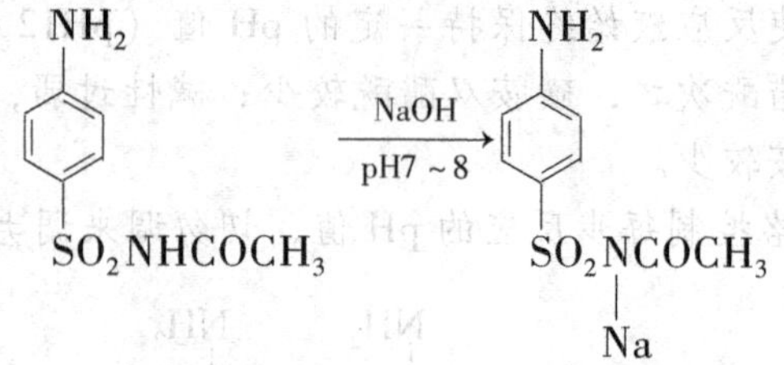

2. 原料及试剂

名 称	规 格	用 量
磺胺醋酰	自制	上步制得
氢氧化钠	20%	适量

3. 操作

将磺胺醋酰置50mL烧杯中，于90℃热水浴上滴加计算量的20%氢氧化钠[1]至固体恰好溶解，放冷析出结晶，抽滤，压干，干燥，得磺胺醋酰钠纯品，计算收率。

注释

[1] 将磺胺醋酰制成钠盐时，应严格控制20%氢氧化钠溶液的用量，按计算量滴加。

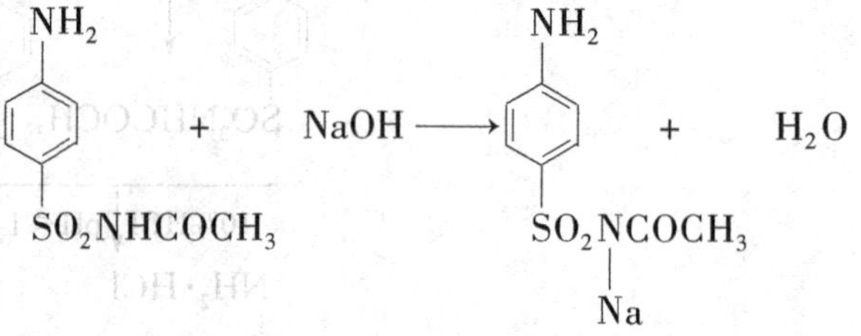

214	40
12. 5	x
214 : 40 = 12. 5 : x	x = 2. 3g

由计算可知需2. 3g NaOH，即滴加20% NaOH 11. 5 mL便可。因磺胺醋酰钠水溶性大，由磺胺醋酰制备其钠盐时若20% NaOH的量多于计算量，则损失很大。必要时可加少量丙酮，以使磺胺醋酰钠析出。

（三）结构确证

1. 标准物TLC对照法。
2. 核磁共振光谱法。
3. 红外吸收光谱法。

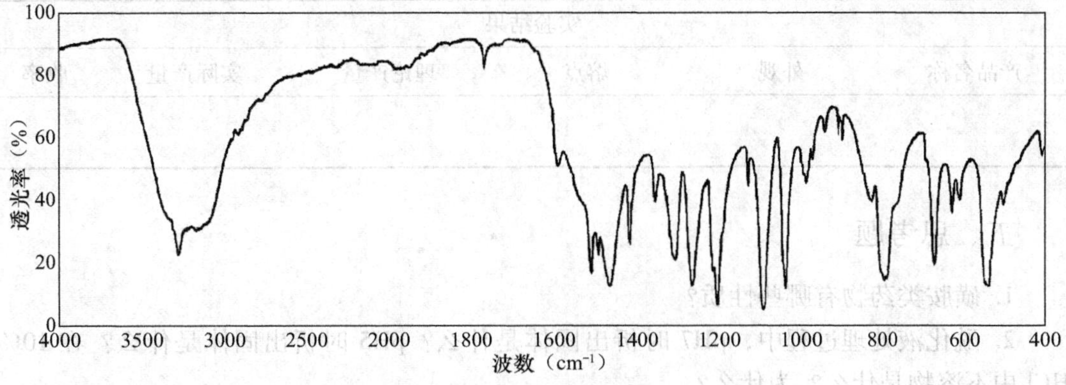

图 4－1　磺胺醋酰钠红外光谱图

四、实验记录与结果

姓名　　　　合作者　　　　　　日期　　　　成绩评语　　　　教师签字

试药及试剂名称	用量	试剂理化性质					
		分子量	相对密度	熔点	沸点	溶解度	其他

实验记录		
时间	操作步骤	实验现象

实验结果					
产品名称	外观	熔点	理论产量	实际产量	收率

五、思考题

1. 磺胺类药物有哪些性质？

2. 酰化液处理过程中，pH7 时析出固体是什么？pH5 时析出固体是什么？在 10% HCl 中不溶物是什么？为什么？

3. 反应过程中碱性过强，结果是磺胺较多，磺胺醋酰次之，磺胺双醋酰较少，碱性过弱，其结果是磺胺双醋酰较多，磺胺醋酰次之，磺胺较少，为什么？

实验二　盐酸普鲁卡因的合成

盐酸普鲁卡因化学名为对氨基苯甲酸－2－二乙氨基乙酯盐酸盐。本品为局部麻醉药。临床用于局部浸润麻醉、蛛网膜下腔阻滞、腰麻、表面麻醉和局部封闭疗法。结构式如下：

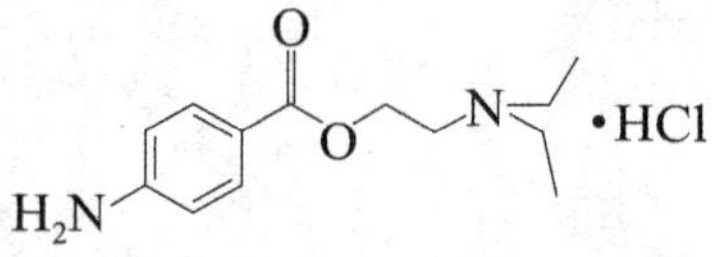

本品为白色结晶或结晶性粉末；无臭，味微苦，随后有麻痹感。在水中易溶，在乙醇中略溶，在三氯甲烷中微溶，在乙醚中几乎不溶。熔点为 154℃～157℃。

一、实验目的

1. 学习酯化、还原等反应，掌握药物的精制、结构鉴定等方法与操作。

2. 掌握利用水和二甲苯共沸脱水原理进行羧酸的酯化操作。

3. 掌握使用铁粉还原硝基制备氨基的反应原理与操作，以及用硫化钠除铁、用盐酸除硫的原理与操作。

4. 掌握水溶性大的盐类用盐析法进行分离及精制的方法与操作。

二、合成原理

盐酸普鲁卡因以对硝基苯甲酸为原料，与二乙氨基乙醇酯化，经二甲苯共沸脱水得硝基卡因。在稀盐酸中用铁粉还原得普鲁卡因。与浓盐酸作用，冷却、盐析得到盐酸盐。合成路线如下：

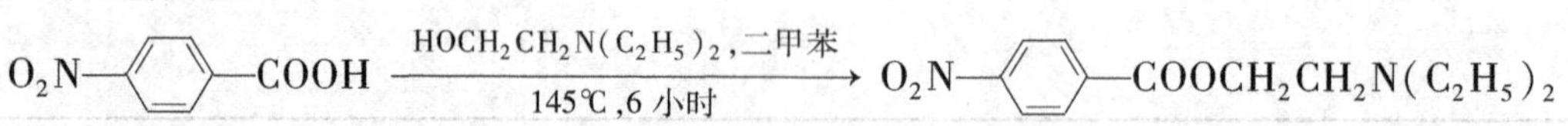

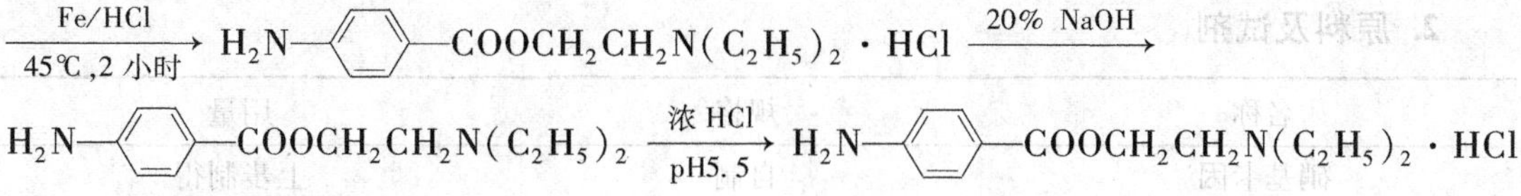

三、实验内容

(一) 对硝基苯甲酸-β-二乙氨基乙醇（硝基卡因）的合成

1. 实验原理

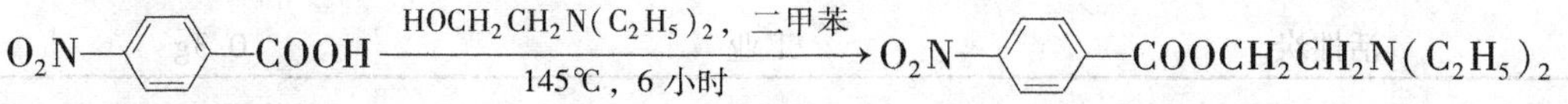

2. 原料及试剂

名称	规格	用量
对-硝基苯甲酸	C. P.	15g
β-二乙氨基乙醇	C. P.	11g
二甲苯	C. P.	95mL
盐酸	3%	105mL

3. 操作

在装有温度计、分水器及回流冷凝器的250mL三口烧瓶中，加入对硝基苯甲酸15g、二甲苯95mL和沸石，搅拌，加入β-二乙氨基乙醇11g（12.5mL），加热套维持内温144℃~146℃，回流共沸带水6小时[1]。反应毕，撤去热源，放置冷却，析出固体[2]。将上清液转移至减压蒸馏烧瓶中，减压蒸除二甲苯。残余物以3%盐酸105mL溶解，并与三口烧瓶中的固体合并，减压过滤，除去未反应的对硝基苯甲酸[3]，滤液供下步还原反应使用。

注释

[1] 羧酸与醇脱水成酯的反应是一个可逆反应，为使平衡向右移动，需向反应体系中不断加入反应原料或不断除去生成物。本反应利用二甲苯和水形成共沸混合物的原理，将水分除去，打破平衡，使酯化反应趋于完全。由于水的存在会对反应产生不利影响，故反应所涉及的原料、试剂和仪器应事先干燥。

[2] 除反应溶剂时也可不经放冷，直接蒸去二甲苯。但蒸馏后期，固体增多，易爆沸，使操作不便。回收的二甲苯可以循环使用。

[3] 未反应的原料对-硝基苯甲酸应除尽，否则会影响产品质量。

(二) 对氨基苯甲酸-β-二乙氨基乙醇酯的合成

1. 实验原理

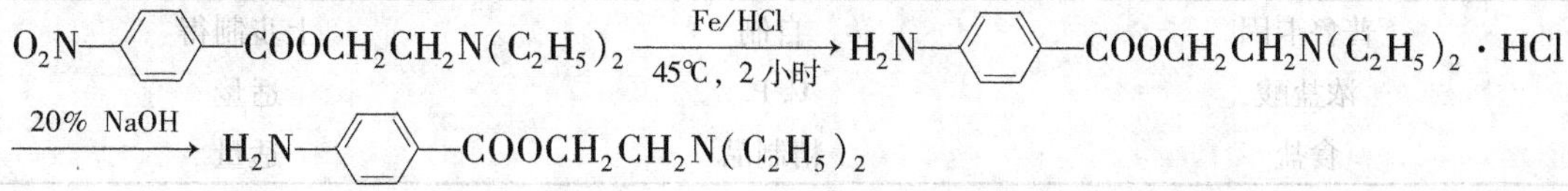

2. 原料及试剂

名称	规格	用量
硝基卡因	自制	上步制得
氢氧化钠	20%	适量
铁粉	工业	47g
浓盐酸	36%	0.7mL
盐酸	3%	适量
硫化钠	饱和	适量
活性炭	工业	0.3g

3. 操作

将上步得到的滤液转移至装有搅拌器、温度计的250mL三口烧瓶中，搅拌下用20%氢氧化钠调节pH至4.0～4.2，充分搅拌下，于25℃分次加入经活化的铁粉[1]。反应温度自动上升[2]，注意控制温度不要使其超过70℃，待铁粉加毕，于40℃～45℃保温反应2小时。抽滤，滤渣少量水洗涤两次，滤液以稀盐酸酸化至pH 5。滴加饱和硫化钠溶液至pH 7.8～8.0，沉淀反应液中的铁盐，抽滤，滤渣以少量的水洗涤两次，滤液用稀盐酸酸化至pH 6[3]，加少量活性炭，于50℃～60℃保温10分钟后抽滤，滤渣以少量水洗一次，将滤液冷却至10℃以下，用20%氢氧化钠碱化至普鲁卡因全部析出为止（pH为9.5～10.5），过滤，抽干，得普鲁卡因，供下一步成盐用。

注释

[1] 铁粉活化的目的是除去其表面的铁锈。方法是：取铁粉47g，加浓盐酸0.7mL，水100mL，加热至微沸，冷却，用水洗至近中性，置水中保存待用。

[2] 该还原反应为放热反应，加入铁粉后温度会自然上升，因此铁粉应分次加入，以免反应过于激烈。铁粉加毕，待其温度降至45℃进行保温反应。反应过程中在铁粉的作用下，首先生成绿色氢氧化亚铁沉淀，接着变成棕色氢氧化铁，然后转变成棕黑色四氧化三铁。若不转变为棕黑色，可能反应尚未完全，可补加适量铁粉，继续反应一段时间。

[3] 多余铁粉可用硫化钠除去，而过量硫化钠加酸后可使其形成胶体硫，加活性炭后过滤，便可除去。

（三）盐酸普鲁卡因的合成

1. 实验原理

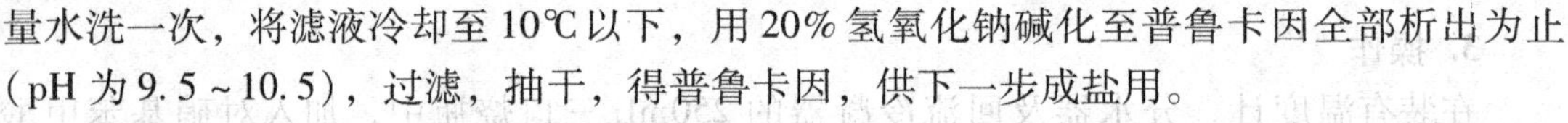

2. 原料及试剂

名称	规格	用量
普鲁卡因	自制	上步制得
浓盐酸	C. P.	适量
食盐	精制品	适量

续表

名称	规格	用量
保险粉	C. P.	适量
无水乙醇	C. P.	适量

3. 操作

（1）成盐

将上步所得普鲁卡因置于 100mL 烧杯中[1]，冰浴冷却，慢慢滴加浓盐酸至 pH5.5[2]，加热至50℃，加精制食盐至饱和。升温至60℃，加入适量保险粉[3]，再加热至65℃～70℃，趁热过滤，滤液冷却析晶，待冷至10℃以下，过滤，即得盐酸普鲁卡因粗品。

（2）精制

将上步粗品置于100mL 烧杯中，在70℃时滴加蒸馏水至恰好溶解，加入适量的保险粉[3]，于70℃保温反应10 分钟，趁热过滤，滤液自然冷却。当有结晶析出时，冰浴冷却，使结晶完全。过滤，滤渣用少量冷乙醇洗涤两次，在红外灯下干燥得盐酸普鲁卡因成品，产量为8～10g，熔点为153℃～157℃，以对硝基苯甲酸计算总收率。

注释

[1] 盐酸普鲁卡因水溶性很大，用水量需严格控制，所用仪器必须干燥，否则影响收率。

[2] 普鲁卡因结构中有两个碱性中心，成盐时必须严格控制 pH 为 5.5，以免芳伯氨基成盐。

[3] 保险粉为强还原剂，可防止芳伯氨基氧化，并可除去有色杂质，以保证产品色泽洁白。若用量过多，则成品含硫量不合格，一般为普鲁卡因投料量的1%。

（四）结构确证

1. 标准物 TLC 对照法。
2. 核磁共振光谱法。
3. 红外吸收光谱法

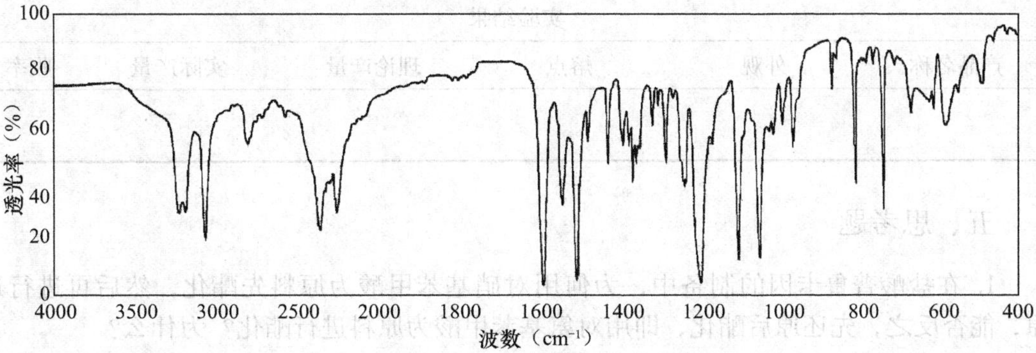

图4－2　盐酸普鲁卡因红外光谱图

四、实验记录与结果

姓名	合作者	日期	成绩评语	教师签字			
试药及试剂名称	用量	试剂理化性质					
		分子量	相对密度	熔点	沸点	溶解度	其他

实验记录		
时间	操作步骤	实验现象

实验结果					
产品名称	外观	熔点	理论产量	实际产量	收率

五、思考题

1. 在盐酸普鲁卡因的制备中，为何用对硝基苯甲酸为原料先酯化，然后再进行还原，能否反之，先还原后酯化，即用对氨基苯甲酸为原料进行酯化？为什么？

2. 酯化反应中，为何用二甲苯作溶剂？

3. 酯化反应结束后，放冷除去的固体是什么？为什么要除去？

4. 在铁粉还原过程中，为什么会发生颜色变化？说出其反应机制。
5. 在盐酸普鲁卡因成盐和精制时，为什么要加入保险粉？解释其原理。
6. 羧酸酯化的方法还有哪些？不同方法的优缺点有哪些？

实验三　苯佐卡因的合成

苯佐卡因化学名为对氨基苯甲酸乙酯。临床用于手术后创伤止痛、溃疡痛、一般性痒疹等。结构式如下：

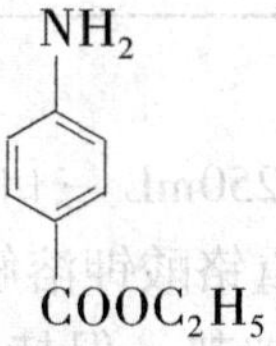

本品为白色结晶性粉末；无臭，味微苦，随后有麻痹感；遇光色渐变黄。在乙醇、三氯甲烷或乙醚中易溶，在脂肪油中略溶，在水中极微溶解。熔点为88℃～91℃。

一、实验目的

1. 掌握多步骤合成制备苯佐卡因的原理与操作。
2. 掌握回流、过滤和结晶的原理与操作。
3. 熟悉氧化、酯化和还原反应的原理与操作。

二、合成原理

苯佐卡因以对硝基甲苯为原料，用重铬酸钾为氧化剂，得到对硝基苯甲酸。在浓硫酸催化作用下，对硝基苯甲酸与乙醇酯化，得到对硝基苯甲酸乙酯。再用铁粉还原得到苯佐卡因。合成路线如下：

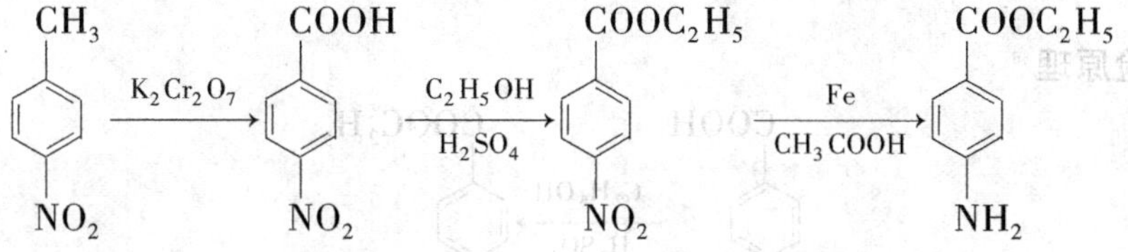

三、实验内容

（一）对硝基苯甲酸的制备（氧化）

1. 实验原理

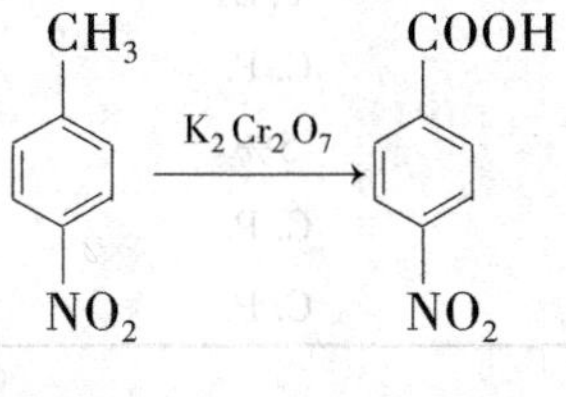

2. 原料与试剂

名称	规格	用量
重铬酸钠	C. P.	23. 6g
对硝基甲苯	C. P.	8g
浓硫酸	C. P.	32mL
硫酸	5%	35mL
硫酸	15%	50mL
氢氧化钠	5%	70mL
活性炭	C. P.	0. 5g

3. 操作

在装有搅拌装置和球形冷凝管的 250mL 三口烧瓶中，加入重铬酸钠（含两个结晶水）23. 6g，水 50mL，开动搅拌，待重铬酸钾溶解后，加入对硝基甲苯 8g，用滴液漏斗滴加 32mL 浓硫酸。滴加完毕，直火加热，保持反应液微沸 60 ~ 90 分钟[1]。冷却后，将反应液倾入 80mL 冷水中，抽滤。滤渣用 45mL 水分三次洗涤。将滤渣转移到烧杯中，加入 5% 硫酸 35mL，在沸水浴上加热 10 分钟，并不时搅拌，冷却后抽滤，滤渣溶于温热的 5% 氢氧化钠溶液 70mL 中，在 50℃左右抽滤[2]，滤液加入活性炭 0. 5g 脱色 5 ~ 10 分钟，趁热抽滤。冷却，在充分搅拌下，将滤液慢慢倒入 15% 硫酸 50mL 中，抽滤，洗涤，干燥得对硝基苯甲酸，计算收率。

4. 注释

[1] 反应中，球形冷凝管中可能会有白色针状的对硝基甲苯析出，可适当关小冷凝水，使其熔融。

[2] 用 5% 氢氧化钠处理滤渣时，温度应保持在 50℃左右，若温度过低，对硝基苯甲酸钠会析出而被滤去。

（二）对硝基苯甲酸乙酯的合成（酯化）

1. 实验原理

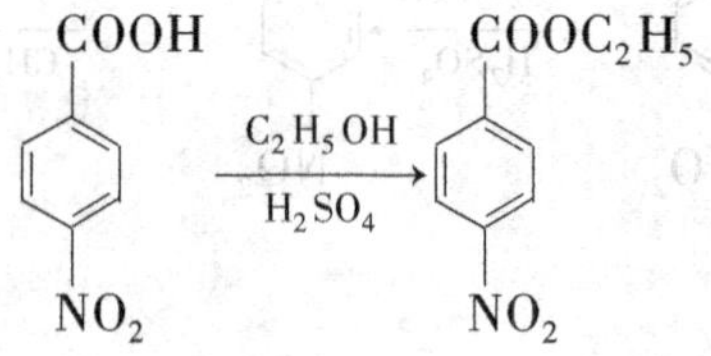

2. 原料及试剂

名称	规格	用量
对硝基苯甲酸	自制	6g
无水乙醇	C. P.	24mL
碳酸钠溶液	5%	10mL
氯化钙	C. P.	适量
浓硫酸	C. P.	2mL

3. 操作

在干燥无水的100mL圆底烧瓶中，加入对硝基苯甲酸6g，无水乙醇24mL，逐滴加入浓硫酸2mL[1]，开动搅拌，使混合均匀，装上附有氯化钙干燥管[2]的球形冷凝管，在水浴上加热回流90分钟[3]。稍冷，将反应液倾入100mL水中，抽滤[4]；滤渣移至乳钵中，研细，加入5%碳酸钠溶液10mL（由0.5g碳酸钠和10mL水配成），研磨5分钟，测pH（检查反应物是否呈碱性），抽滤，用少量水洗涤，干燥得对硝基苯甲酸乙酯，计算收率。

注释

[1] 浓硫酸一定要缓慢滴加，防止乙醇被碳化或脱水。

[2] 酯化反应需要在无水条件下进行，如有水进入反应系统，将使收率降低。无水操作的要点是：原料干燥无水；所用仪器、量具干燥无水；反应期间避免水进入反应瓶。

[3] 在回流过程中，反应液逐渐澄明，然后继续回流，直至反应完全。

[4] 对硝基苯甲酸乙酯及未反应的对硝基苯甲酸均溶于乙醇，但均不溶于水。反应完毕后，将反应液倾入水中，乙醇的浓度降低，对硝基苯甲酸乙酯及对硝基苯甲酸便会析出，抽滤后，即可得到固体。

（三）对氨基苯甲酸乙酯的合成（还原）

1. 实验原理

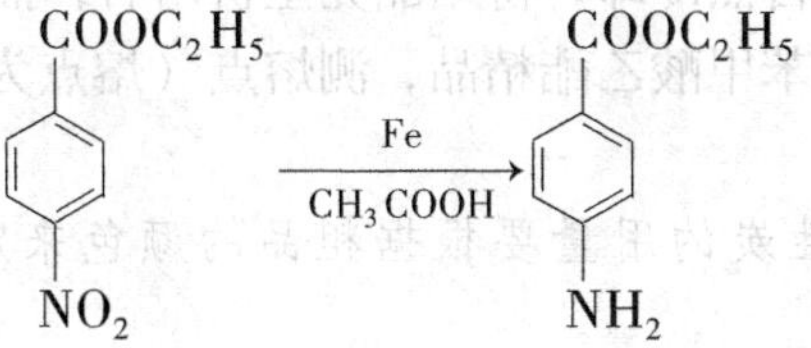

2. 原料及试剂

名称	规格	用量
对硝基苯甲酸乙酯	自制	6g
冰醋酸	C. P.	2.5mL
铁粉	新处理	8.6g
乙醇	95%	35mL
乙醇	稀溶液	适量
碳酸钠	饱和溶液	30mL

3. 操作

在装有搅拌装置及球形冷凝管的250mL三口烧瓶中，加入水35mL，冰醋酸2.5mL和已经处理过的铁粉8.6g[1]，开动搅拌器[2]，加热到95℃~98℃，反应5分钟。稍冷，加入对硝基苯甲酸乙酯6g和95%乙醇35mL，在剧烈搅拌下，回流反应1.5小时。停止反应，稍冷，在搅拌下，分次加入温热的碳酸钠饱和溶液30mL[3]，搅拌片刻，立即趁热抽滤[4]，滤液冷却析晶，抽滤，用稀乙醇洗涤，干燥得对氨基苯甲酸乙酯粗品。

注释

［1］铁粉需要活化，否则效果不佳。铁粉预处理方法：称取铁粉10g置于烧杯中，加入2%盐酸25mL，在石棉网上加热至微沸，抽滤，水洗至pH5～6，烘干，备用。

［2］因铁粉密度大，沉于瓶底。必须将铁粉充分剧烈搅拌，才能使反应顺利进行。

［3］碳酸钠饱和溶液的配制：取碳酸钠3g，加适量水配制成30mL溶液。

［4］趁热抽滤时，布氏漏斗、抽滤瓶应该提前预热。

（四）对氨基苯甲酸乙酯的精制

1. 原料及试剂

名称	规格	用量
对氨基苯甲酸乙酯	粗品	上步制得
乙醇	50%	适量
活性炭	C. P.	适量

2. 操作

将粗品置于装有球形冷凝管的100mL圆底瓶中，加入10～15倍（10～15mL/g）50%乙醇，在水浴上加热溶解。稍冷，加入活性炭脱色[1]，加热回流20分钟，趁热抽滤。将滤液趁热转移至烧杯中，自然冷却，待结晶完全析出后，抽滤，用少量50%乙醇洗涤两次，压干，得干燥的对氨基苯甲酸乙酯精品，测熔点（熔点为88℃～91℃），计算收率。

注释

［1］脱色时，加入活性炭的用量要根据粗品的颜色来定，一般为干燥粗产品质量的1%～5%。

（五）结构确证

1. 标准物TLC对照法。
2. 核磁共振光谱法。
3. 红外吸收光谱法。

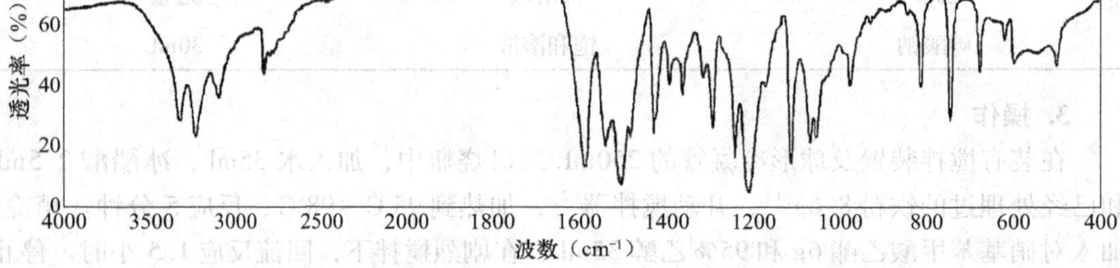

图4-3 苯佐卡因红外光谱图

四、实验记录与结果

姓名　　　合作者　　　　　　　日期　　　　　成绩评语　　　　　教师签字

试药及试剂名称	用量	试剂理化性质					
		分子量	相对密度	熔点	沸点	溶解度	其他

实验记录		
时间	操作步骤	实验现象

实验结果					
产品名称	外观	熔点	理论产量	实际产量	收率

五、思考题

1. 常用的氧化剂有哪些？
2. 酯化反应为什么需要无水操作？无水操作时要注意哪些要点？
3. 说明铁酸还原反应机理。

实验四　贝诺酯的合成

贝诺酯化学名为2-（乙酰氧基）苯甲酸-4-（乙酰氨基）苯酯，又名扑炎痛，是阿司匹林和扑热息痛的酯化物，既保留二者原有的治疗作用，又有协同作用。临床上作为解热镇痛抗炎药，对胃的刺激较小，毒性低，作用时间长。临床用于急慢性风湿性关节炎、风湿痛、感冒发烧、头痛及神经痛等，特别适合老人和儿童使用。结构式如下：

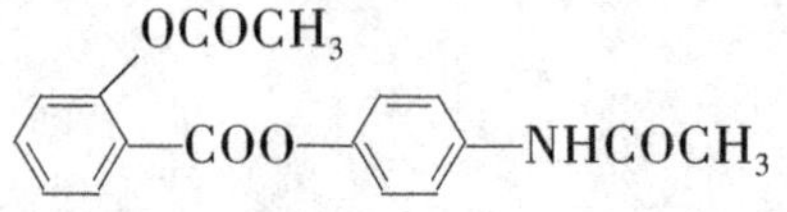

本品为白色结晶或结晶性粉末；无臭，无味。在沸乙醇中易溶，在沸甲醇中溶解，在甲醇或乙醇中微溶，在水中不溶。熔点为174℃～178℃。

一、实验目的

1. 了解拼合原理和成酯修饰在药物设计中的应用。
2. 掌握Schotten-Baumann酰基化反应的原理与操作。
3. 掌握无水反应操作及反应中产生有害气体的常用吸收方法。
4. 掌握减压蒸馏的原理与操作。

二、合成原理

阿司匹林（2-乙酰氧基苯甲酸）与二氯亚砜在少量吡啶催化下进行羧羟基的卤置换反应，生成2-乙酰氧基苯甲酰氯。

对乙酰氨基酚（扑热息痛）在氢氧化钠作用下生成钠盐，再与2-乙酰氧基苯甲酰氯进行Schotten-Baumann酰基化反应，生成贝诺酯。合成路线如下：

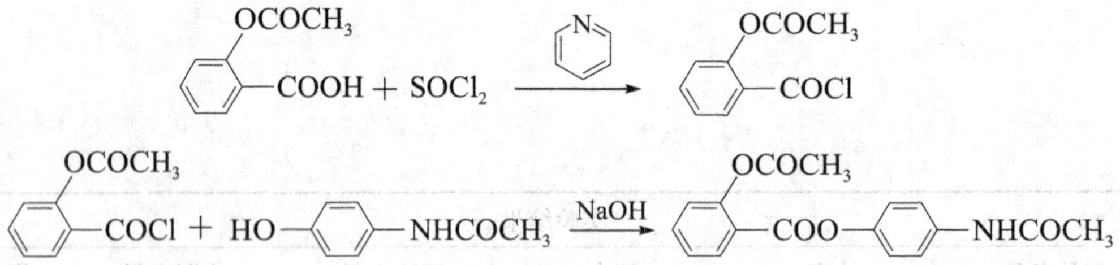

三、实验内容

（一）乙酰水杨酰氯的合成

1. 实验原理

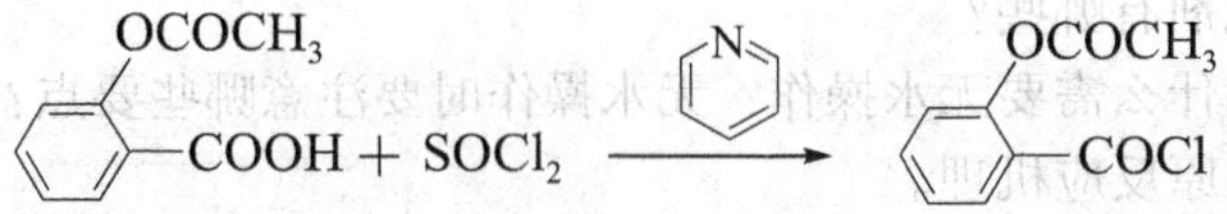

2. 原料及试剂

名称	规格	用量
阿司匹林	C. P.	10g
氯化亚砜	C. P.	5.5mL
吡啶	C. P.	适量
无水丙酮	C. P.	10mL

3. 操作

在装有温度计、冷凝管和上端附有氯化钙干燥管的100mL三口烧瓶中[1]，加入阿司匹林10g、氯化亚砜5.5mL[2]、吡啶2滴[3]。然后在干燥管顶端连接导气管，导气管另一端接小漏斗，漏斗放入氢氧化钠溶液中。开动搅拌器，油浴缓缓加热，约10分钟，使温度缓慢上升至70℃，维持油浴温度在70℃±2℃，反应70分钟，冷却，加无水丙酮10mL，将所得产物乙酰水杨酰氯倾入干燥的100mL滴液漏斗中，混匀，密塞，冷藏备用[4]。

注释

[1] 所用仪器必须干燥，以防氯化亚砜和产物分解。反应用阿司匹林需在60℃干燥4小时，除去所含的水分。加热时不能用水浴，以免水蒸气进入反应容器中。

[2] 氯化亚砜如色泽较深，用前必须重新蒸馏。

[3] 吡啶用作催化剂。

[4] 乙酰水杨酰氯不稳定，遇湿气易分解，不宜久贮，最好及时使用。

（二）贝诺酯粗品的合成[1]

1. 原料及试剂

名称	规格	用量
对乙酰氨基酚	C. P.	10g
氢氧化钠	C. P.	3.6g
乙酰水杨酰氯的丙酮溶液	自制	上步制得
丙酮	3%	140mL

2. 操作

在装有温度计、恒压滴液漏斗的250mL三口烧瓶中，加入对乙酰氨基酚10g、水50mL。用冰水浴冷却到10℃左右，边搅拌边用滴管滴加氢氧化钠溶液[2~3]。上述溶液加完后，在8℃~12℃，剧烈搅拌下，慢慢滴加自制的乙酰水杨酰氯的丙酮溶液，控制滴速，在20分钟左右滴加完毕。调节pH，使其控制在pH≥10，温度维持在8℃~12℃，继续搅拌反应1小时。反应毕，抽滤，滤渣以水洗涤至中性，置蒸发皿中，烘干，得贝诺酯粗品，称重，计算收率。

注释

[1] 由于对乙酰氨基酚苯环上的酚羟基与苯环共轭，而且苯环上又有吸电子的乙酰氨基，因此酚羟基上电子云密度较低，亲核反应性较弱。所以贝诺酯制备采用Schot-

ten – Baumann 方法酯化，即乙酰水杨酰氯与对乙酰氨基酚钠缩合酯化。成盐后酚羟基上氧原子电子云密度增高，有利于亲核反应。

[2] 氢氧化钠溶液由 3.6g 氢氧化钠，加水稀释至 20mL 配成。

[3] 将酚羟基修饰成酚钠的形式然后进行酯化反应，可以避免氯化氢的生成，使生成的酯键水解。

（三）贝诺酯的精制

1. 原料及试剂

名称	规格	用量
贝诺酯粗品	自制	5g
乙醇	95%	适量
活性炭	C. P.	适量
乙醇	稀溶液	适量

2. 操作

将自制的 5g 贝诺酯粗品，10 倍量 95% 乙醇，放入 100mL 圆底烧瓶中，接上球形冷凝管，在水浴上加热溶解。稍冷，加活性炭脱色[1]，加热回流 30 分钟，趁热抽滤[2]，将滤液趁热转移至烧杯中，冷却，析晶，抽滤，用少量稀乙醇洗涤（母液回收）[3]，压干，干燥，得精品，测熔点（熔点为 174℃ ~178℃），计算收率。

注释

[1] 活性炭用量视粗品颜色而定，少量活性炭即可，若加多了，则抽滤时难以除尽。

[2] 趁热抽滤时需要预热布氏漏斗和抽滤瓶，以防产物从滤纸上析出而损失。

[3] 洗滤渣的乙醇用量要少，以免损失产物。

（四）结构确证

1. 标准物 TLC 对照法。
2. 核磁共振光谱法。
3. 红外吸收光谱法。

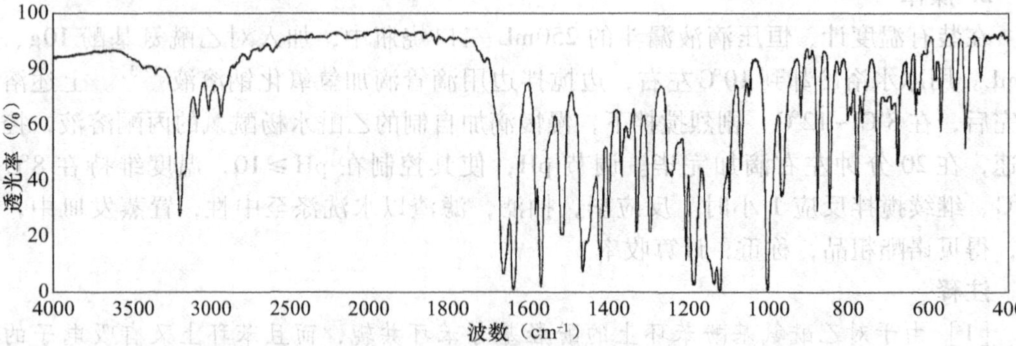

图 4－4　贝诺酯红外光谱图

四、实验记录与结果

姓名　　　合作者　　　　　　日期　　　　　成绩评语　　　　　教师签字

试药及试剂名称	用量	试剂理化性质					
		分子量	相对密度	熔点	沸点	溶解度	其他

实验记录		
时间	操作步骤	实验现象

实验结果					
产品名称	外观	熔点	理论产量	实际产量	收率

五、思考题

1. 乙酰水杨酰氯的制备，操作上应注意哪些事项？为什么？

2. 贝诺酯的制备为什么先采用制备对乙酰氨基酚钠，再与乙酰水杨酰氯进行酯化而不直接酯化？

3. 由羧酸制备酰氯一般有哪些方法？

4. 在由羧酸和氯化亚砜反应制备酰氯时，为什么加入少量的吡啶？吡啶加多了会怎样？

5. 通过本实验说明酯化反应在结构修饰上的意义。

实验五 苯妥英钠的合成

苯妥英钠化学名为5,5－二苯基－2,4－咪唑烷二酮钠盐。本品为抗癫痫药，临床为癫痫大发作和局限性发作的主要用药，也可用于三叉神经痛。结构式如下：

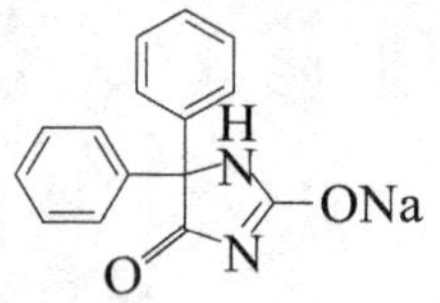

本品为白色粉末；无臭，味苦；微有引湿性。在水中易溶，在乙醇中溶解，在三氯甲烷或乙醚中几乎不溶。熔点为295℃～299℃。在空气中渐渐吸收二氧化碳，分解成苯妥英；水溶液显碱性反应，常因部分水解而发生浑浊。

一、实验目的

1. 掌握用三氯化铁作氧化剂制备二苯乙二酮的实验方法。
2. 掌握苯妥英钠合成过程中的重排反应机理。

二、合成原理

苯妥英钠以苯甲醛为原料，在盐酸硫胺（维生素 B_1）的作用下，生成安息香。经硝酸氧化，得联苯甲酰。在碱性条件下，联苯甲酰和尿素成环，生成苯妥英，再与氢氧化钠作用，生成苯妥英钠。合成路线如下：

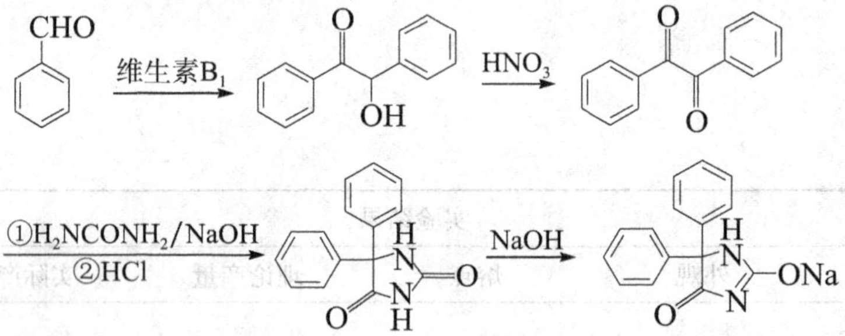

三、实验内容

（一）2－羟基－2－苯基苯乙酮（安息香）的制备

1. 实验原理

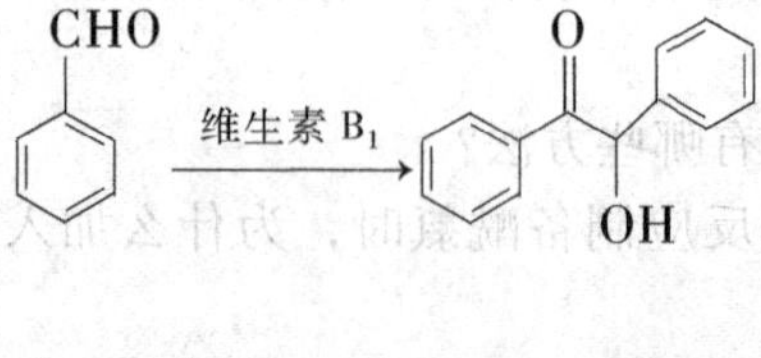

2. 原料及试剂

名称	规格	用量
盐酸硫胺	C. P.	2. 0g
乙醇	95%	12mL
氢氧化钠	3mol/L	3. 2mL
苯甲醛	C. P.	8mL

3. 操作

在装有回流冷凝管的100mL圆底烧瓶中，将2g盐酸硫胺溶解在约4mL水中，在冰水浴中搅拌下加入12mL 95%乙醇，约10分钟后，再加入约3.2mL在冰水中预冷的3mol/L氢氧化钠溶液，用10%盐酸调节该混合液pH至8~9，加8mL苯甲醛至反应瓶中，于65℃~70℃的水浴中加热反应1.5小时后，自然冷却至室温，再置于冰水浴冷却析晶，如果得到油状物，则需将反应瓶重新加热至变澄清，再逐渐冷却析晶，并以玻璃棒摩擦瓶壁以使固体析出。抽滤，固体用10%乙醇洗涤2次，每次10mL，抽干，粗品用95%乙醇重结晶，干燥，称重，计算收率，测熔点。

注释

[1] 苯甲醛中不能含有苯甲酸，用前最好用5%碳酸氢钠溶液洗涤后，减压蒸馏制得，并避光保存。

[2] 维生素 B_1 在酸性条件下稳定，但易吸水，其在水溶液中易被空气氧化失效。遇光和 Fe^{3+}、Cu^{2+}、Mn^{2+} 等金属离子可加速氧化，在氢氧化钠溶液中噻唑环易开环失效，因此加入的NaOH溶液在反应前必须用冰水充分冷却。否则，维生素 B_1 在碱性条件下会分解，这是本实验成败的关键。

（二）二苯乙二酮的制备

1. 实验原理

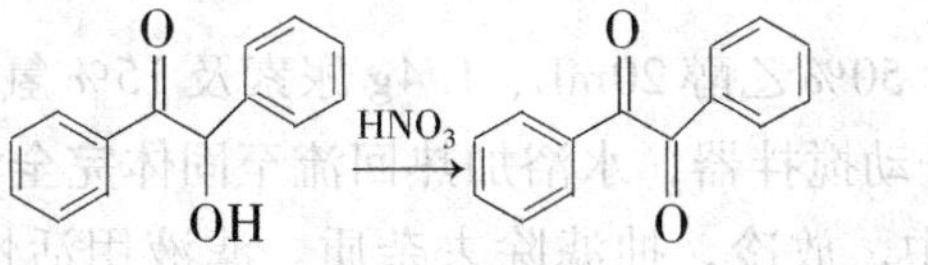

2. 原料及试剂

名称	规格	用量
安息香	C. P.	3g
硝酸铵	C. P.	8. 4g
硫酸铜	C. P.	适量
乙酸	80%	20mL

3. 操作

在装有回流冷凝管的50mL三口烧瓶中，依次加入安息香3g、硝酸铵8.4g、催化量硫酸铜[1]及80%乙酸20mL，逐渐加热至回流[2]，TLC跟踪反应进程，直至原料消失（约用时2小时）。冷却至室温，反应液表面将有一油层生成，用玻棒摩擦瓶壁或加入晶种使结晶析出。抽滤，固体用水洗至中性，干燥，得到的黄色固体直接用于下一步反应。

注释

[1] 硝酸为强氧化剂，使用时应避免与皮肤、衣服等接触。氧化过程中，硝酸被还原产生氧化氮气体，该气体具有一定刺激性，需以碱液吸收，并须控制反应温度，以防止反应激烈，避免大量氧化氮气体逸出。

[2] 反应要逐渐升温至回流。

（三）苯妥英钠的制备

1. 实验原理

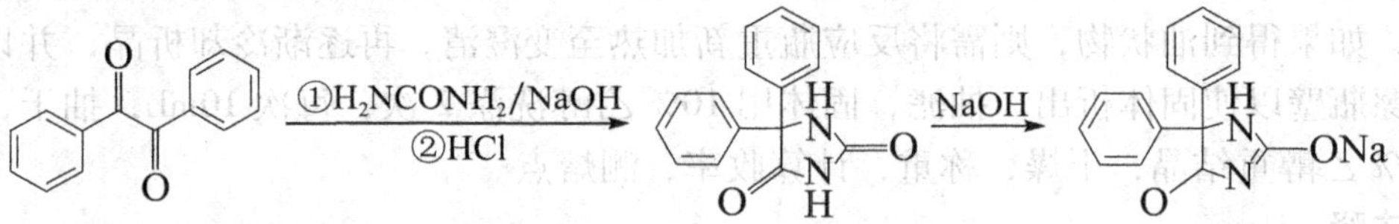

2. 原料及试剂

名称	规格	用量
二苯乙二酮	自制	4g
乙醇	50%	20mL
尿素	C. P.	1. 4g
氢氧化钠	15%	13mL
氢氧化钠	30%	适量

3. 操作

将二苯乙二酮4g、50%乙醇20mL、1. 4g尿素及15%氢氧化钠溶液13mL依次加入100mL圆底烧瓶中，开动搅拌器，水浴加热回流至固体完全消失（约2~3小时），将反应液倾入到250mL水中，放冷，抽滤除去杂质。滤液用活性炭脱色，过滤，滤液冷却后滴入稀盐酸调pH至6，放置析出固体，抽滤，以少量水洗涤，得白色苯妥英粗品。熔点295℃~299℃。

将粗品置100mL烧杯中，以1：4加入水[1]，混悬于约25mL水中，搅拌下滴加30% NaOH溶液至固体恰好溶解。加热至40℃，活性炭脱色，趁热过滤，滤液放冷后析出固体。抽滤，用少量水洗涤[2]，固体在60℃以下真空干燥，得精制苯妥英钠，称重，计算收率。

注释

[1] 制备钠盐时，水量稍多，可使收率受到明显影响，要严格按比例加水。

[2] 苯妥英钠可溶于水及乙醇，洗涤时要少用溶剂，洗涤后要尽量抽干。

（四）结构确证

1. 标准物 TLC 对照法。
2. 核磁共振光谱法。
3. 红外吸收光谱法。

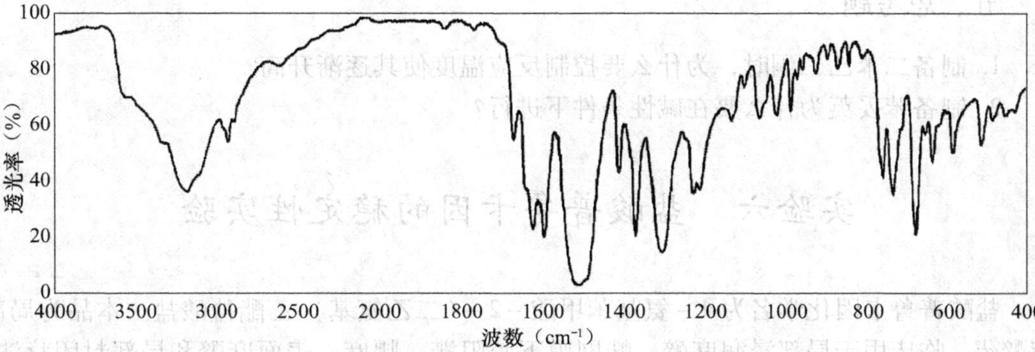

图 4－5　苯妥英钠红外光谱图

四、实验记录与结果

姓名　　　合作者　　　　　　　　日期　　　　　　成绩评语　　　　　　教师签字

试药及试剂名称	用量	试剂理化性质					
		分子量	相对密度	熔点	沸点	溶解度	其他

时间	操作步骤	实验现象	备注

实验结果					
产品名称	外观	熔点	理论产量	实际产量	收率

五、思考题

1. 制备二苯乙二酮时，为什么要控制反应温度使其逐渐升高？
2. 制备苯妥英为什么要在碱性条件下进行？

实验六　盐酸普鲁卡因的稳定性实验

盐酸普鲁卡因化学名为4-氨基苯甲酸-2-(二乙氨基)乙酯盐酸盐。本品为局部麻醉药，临床用于局部浸润麻醉、蛛网膜下腔阻滞、腰麻、表面麻醉和局部封闭疗法。结构式如下：

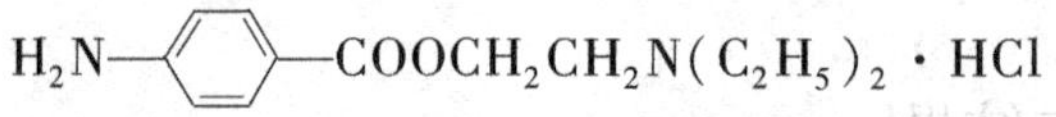

本品为白色结晶或结晶性粉末；无臭，味微苦，随后有麻痹感。在水中易溶，在乙醇中略溶，在三氯甲烷中微溶，在乙醚中几乎不溶。熔点为154℃~157℃。

一、实验目的

1. 掌握pH值对盐酸普鲁卡因溶液稳定性的影响。
2. 了解薄层层析法检查药物中杂质的方法。

二、实验原理

盐酸普鲁卡因溶液不稳定，易被水解，在一定温度下，水解生成对氨基苯甲酸和二乙氨基乙醇，失去局麻作用。盐酸普鲁卡因的化学结构中含有酯键，酸、碱和体内酯酶均能促使其水解。在pH 3~3.5最稳定；pH<2.5，水解速度增加；pH>4，随着pH的增高，水解速度加快。pH相同时，温度升高，水解速度加快。反应方程式如下：

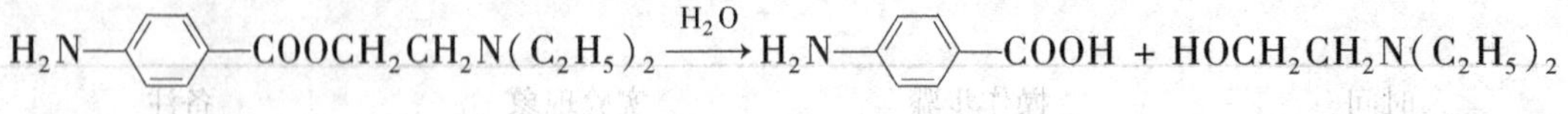

三、实验内容

（一）原料及试剂

名称	规格	用量
硅胶 GF_{254} 粉	C. P.	2.5g
羧甲基纤维素钠溶液	0.5%	7.5mL

续表

名称	规格	用量
对氨基苯甲酸溶液	0.2%	适量
盐酸普鲁卡因溶液	0.4%	适量
盐酸	0.1mol/L	适量
盐酸	1%	适量
盐酸	30%	25mL
氢氧化钠	0.1mol/L	适量
对二甲氨基苯甲醛	C. P.	1g
甲醇	C. P.	75mL
丙酮	C. P.	适量

（二）操作

1. 薄层板的制备

取层析用硅胶 GF_{254} 粉 2.5g，加 0.5% 羧甲基纤维素钠溶液 7.5mL，于研钵中研磨成糊状[1]，倾倒于平滑洁净玻璃板（5cm × 20cm）中间，左右前后摇动，涂铺展开[2]，使其布满玻璃板，再轻敲玻璃板边缘，使其分布均匀后，放在水平台面上阴干，备用。

2. 试液的制备

（1）标准液的制备

① 0.2% 对氨基苯甲酸溶液，作为点样液 A。

② 0.4% 盐酸普鲁卡因溶液，作为点样液 B。

（2）供试液的制备

① 取 0.4% 盐酸普鲁卡因溶液 5mL，用 0.1mol/L 盐酸调至 pH 2 ~ 3，沸水浴中加热 25 分钟，倾入 10mL 烧杯中，作为点样液 C。

② 取 0.4% 盐酸普鲁卡因溶液 5mL，用 0.1mol/L 氢氧化钠调至 pH 9 ~ 10，沸水浴中加热 25 分钟，倾入 10mL 烧杯中，作为点样液 D。

3. 点样

在制备好的薄层板上，距下端边缘 2.5cm 处，分别用毛细管取点样液 A、B、C、D 进行点样，两点间距离 1cm，于靠边一侧相距约 1cm。

4. 展开

用丙酮与 1% 盐酸（9∶1）混合液作为展开剂，置于密闭的层析槽中，待饱和 30 分钟后[3]，将已点样的薄层板放入，用倾斜上行法展开，展开剂上升与点样的位置相距一定距离（一般为 10 ~ 15cm）后，取出薄层板，风干。

5. 显色

用对二甲氨基苯甲醛试液（对二甲氨基苯甲醛 1g，溶于 30% 盐酸 25mL 及甲醇 75mL 混合液中）喷雾显色，或在紫外灯下观察展开的斑点，用铅笔画好。

6. 计算

根据点样原点到上行色点中心距离与点样原点到展开剂上行的前沿距离相比，求出比移值（R_f 值）。

注释

[1] 铺板用的糊状匀浆不宜过稠或过稀。过稠，薄层板容易出现拖动或停顿造成的层纹；过稀，水蒸发后，薄层板表面较粗糙。

[2] 涂层不宜过薄或过厚。涂层过薄，点样易过载，容易拖尾；涂层过厚，显色不明显。

[3] 将薄层板展开之前，应事先将配好的展开剂倒入层析槽中，盖上层析槽的盖子饱和 30 分钟，以防止边沿效应。

四、实验记录与结果

时间	操作步骤	实验现象	备注

五、思考题

1. 盐酸普鲁卡因溶液的稳定性受哪些因素的影响？
2. 为什么用对二甲氨基苯甲醛试液显色？
3. 薄层层析法在药物分析中有何用途？

实验七　（±）-扁桃酸的合成及拆分

扁桃酸化学名为 α-羟基苯乙酸，又名苦杏仁酸、扁桃酸、苯羟乙酸，结构式如下：

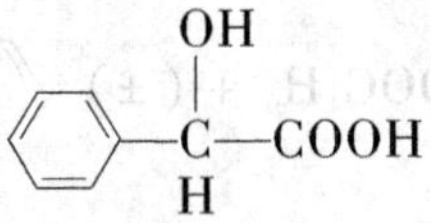

本品为白色结晶或结晶性粉末，见光变色，有微臭。熔点为120℃～122℃。易溶于热水、乙醚和异丙醇。可作为医药中间体和口服治疗尿道感染的药物，也可用于测定某些金属试剂。它含有一个手性碳原子，化学合成得到的是外消旋体，用旋光性碱可拆分为具有旋光性的组分。

一、实验目的

1. 掌握相转移二氯卡宾法制备（±）－扁桃酸的操作。
2. 了解相转移催化反应的原理、常用的相转移催化剂以及在药物合成中的应用。
3. 了解外消旋体拆分在药物合成中的作用和意义。
4. 了解外消旋体的拆分方法和旋光度的测定。

二、实验原理

本实验利用氯化苄基三乙基铵作为相转移催化剂，将苯甲醛、三氯甲烷和氢氧化钠在同一反应器中进行混合，通过卡宾加成反应直接生成目标产物。需要指出的是，用化学方法合成的扁桃酸是外消旋体，只有通过手性拆分才能获得对映异构体。合成路线如下：

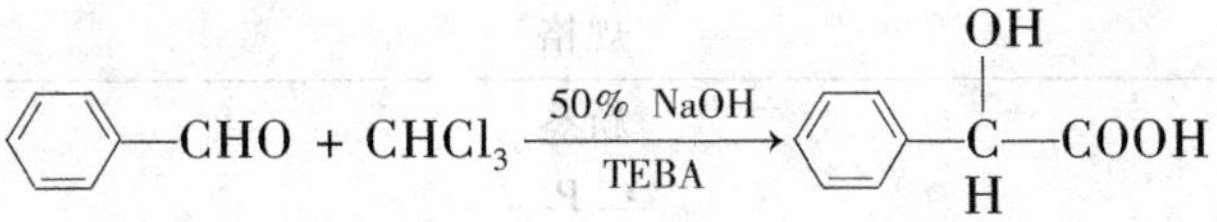

其中氯化苄基三乙胺（TEBA）为相转移催化剂。

水相　$R_4N^+Cl^- + NaOH \rightleftharpoons R_4N^+OH^- + NaCl$

$\updownarrow$

有机相　$H_2O + R_4N^+CCl_3^- \rightleftharpoons R_4N^+OH^- + CHCl_3$

$\updownarrow$

$R_4N^+Cl^- + :CCl_2$

生成的$:CCl_2$与对苯甲醛的羰基加成，再经重排及水解得到（±）－扁桃酸。

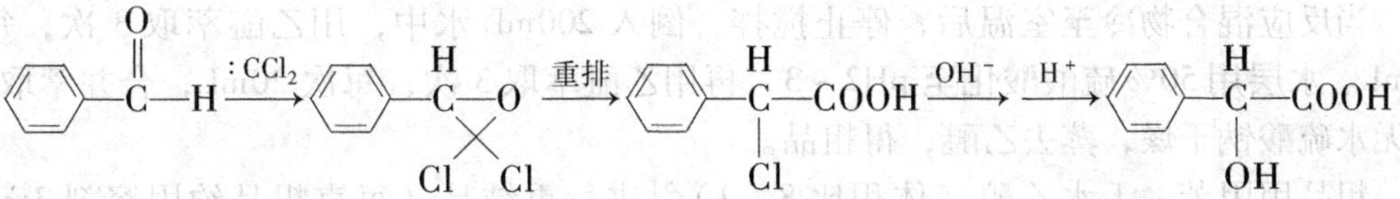

上述方法制备得到的扁桃酸是外消旋体，用（－）－苯甘氨酸拆分为具有旋光性的组分。

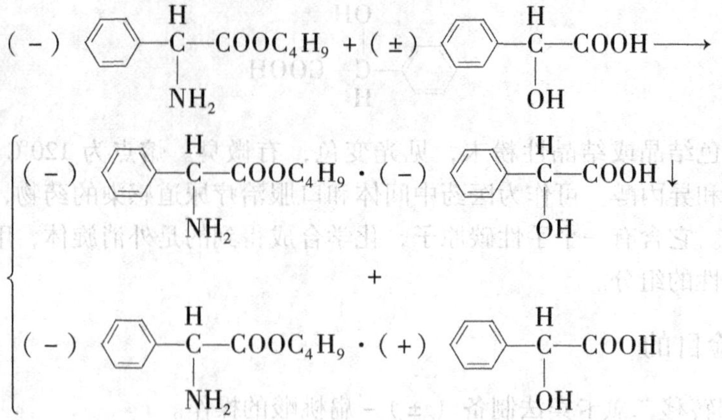

三、实验内容

（一）（±）－扁桃酸的合成

1. 实验原理

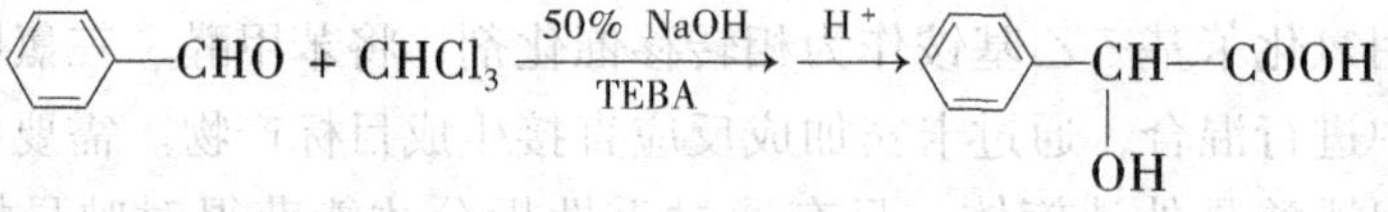

2. 原料及试剂

名称	规格	用量
苯甲醛	新蒸	10.6g
三氯甲烷	C. P.	16mL
TEBA	自制	1.2g
氢氧化钠	50%	25mL
乙醚	C. P.	120mL
甲苯	C. P.	适量
无水乙醇	C. P.	适量

3. 操作

在装有回流冷凝管、温度计及滴液漏斗的150mL三口烧瓶中，加入10.6g苯甲醛[1]，1.2g TEBA[2~3]和16mL三氯甲烷。磁力搅拌，并缓缓加热，待温度上升至50℃～60℃时，自滴液漏斗慢慢滴加50%氢氧化钠溶液25mL，控制滴加速度[4]，维持反应温度在56℃±2℃，约1小时加完。加完后，保持此温度继续搅拌1小时。

当反应混合物冷至室温后，停止搅拌，倒入200mL水中，用乙醚萃取3次，每次20mL。水层用50%硫酸酸化至pH2～3，再用乙醚萃取3次，每次20mL，合并萃取液，用无水硫酸钠干燥，蒸去乙醚，得粗品。

粗品用甲苯－无水乙醇（体积比8∶1）[5]进行重结晶（每克粗品约用溶剂3mL），加热过滤，母液在室温下放置使结晶慢慢析出。冷却后抽滤，并用少量石油醚（30℃～60℃）洗涤促使其快干。产品为白色结晶，产量为4～5g，熔点为118℃～119℃。

注释

[1] 苯甲醛长期放置有苯甲酸析出，需用稀碳酸钠溶液洗涤，蒸馏后使用。

[2] 三乙基苄基氯化铵（TEBA）的制备。

方法一：将1mol三乙胺和1mol氯苄加入丙酮中，回流，即得TEBA沉淀，几乎定量收率。

方法二：将三乙胺25g、氯苄30g和二氯乙烷120g混合，回流2小时，即得。

季铵盐易吸潮，干燥后产品应置于干燥器中保存。

[3] TEBA首先在碱液中形成季铵碱而转入三氯甲烷层，继而夺去三氯甲烷中的一个质子而形成离子对（$R_4N^+ \cdot CCl_3^-$），然后消除生成 $:CCl_2$，对苯甲醛的羰基加成、重排及水解得到（±）-扁桃酸。

[4] 50%氢氧化钠溶液滴加速度不宜过快，每分钟4~5滴。否则，苯甲醛在强碱条件下易发生歧化反应，使产品收率降低。

[5] 也可单独用甲苯（每克约需1.5mL）或单独用1,2-二氯乙烷重结晶。

（二）（±）-扁桃酸的拆分

1. 实验原理

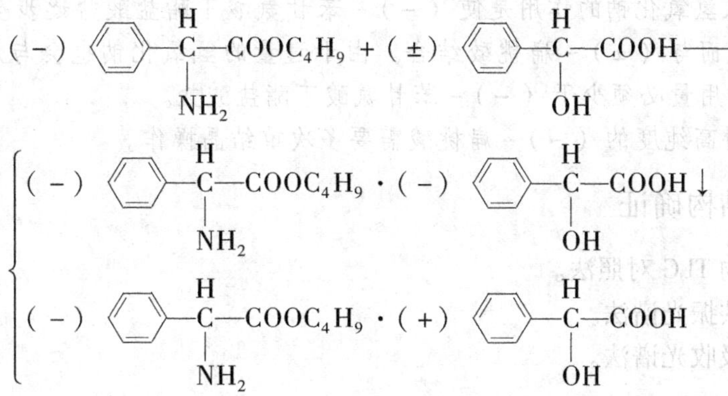

2. 原料及试剂

名称	规格	用量
（-）-苯甘氨酸	工业级	7g
正丁醇	C. P.	50mL
氯化亚砜	C. P.	3.5mL
扁桃酸	自制	3g
氢氧化钠	C. P.	0.9g
乙醚	C. P.	120mL

3. 操作

（1）（-）-苯甘氨酸丁酯盐酸盐的制备

于250mL四口烧瓶中通入氮气，加入7g（-）-苯甘氨酸和50mL正丁醇，用冰水浴冷却至8℃，搅拌下形成悬浮液。从滴液漏斗中缓慢滴加氯化亚砜3.5mL，保持温度

8℃～10℃。滴加完毕后，混合物在室温下搅拌1小时。加热回流溶液逐渐变澄清，保持回流状态1小时。蒸馏出大约25mL正丁醇，趁热将反应液倒入烧杯中，搅拌下在冰水浴中冷却析晶，抽滤，得到白色固体，干燥，得（－）－苯甘氨酸丁酯盐酸盐8～10g。

（2）（±）－扁桃酸的拆分

将6g（－）－苯甘氨酸丁酯盐酸盐和3g（±）－扁桃酸溶于50mL水中，搅拌至全溶，过滤掉不溶杂质，得到黄绿色滤液，用冰水浴冷却至10℃，缓慢滴加氢氧化钠溶液（0.9g氢氧化钠溶于7mL水中）[1]，有白色沉淀产生，抽滤后干燥，得白色固体，为（－）－苯甘氨酸丁酯·（－）－扁桃酸。所得的滤液用0.38mL浓硫酸酸化后用乙醚萃取3次，每次20mL。合并乙醚液，用无水硫酸钠干燥，过滤后蒸去乙醚，用水重结晶[2]，得（＋）－扁桃酸。将（－）－苯甘氨酸丁酯·（－）－扁桃酸溶于25mL稀盐酸溶液中，搅拌10分钟，用乙醚萃取3次，每次20mL。合并乙醚液，用无水硫酸钠干燥，过滤后蒸去乙醚，用水重结晶，得（－）－扁桃酸结晶。

将上面制得的（＋）－和（－）－扁桃酸分别称重，用蒸馏水配成2%的溶液，测定旋光度，计算比旋光度及拆分后单个对映体的光学纯度。

纯扁桃酸的［α］＝±156°。

注释

［1］加入氢氧化钠的作用是使（－）－苯甘氨酸丁酯盐酸盐逐步生成（－）－苯甘氨酸丁酯，进而与（±）－扁桃酸结合。由于过量的氢氧化钠也会与扁桃酸生成钠盐，故氢氧化钠的用量必须少于（－）－苯甘氨酸丁酯盐酸盐。

［2］获得高纯度的（－）－扁桃酸需要多次重结晶操作。

（三）结构确证

1. 标准物TLC对照法。
2. 核磁共振光谱法。
3. 红外吸收光谱法。

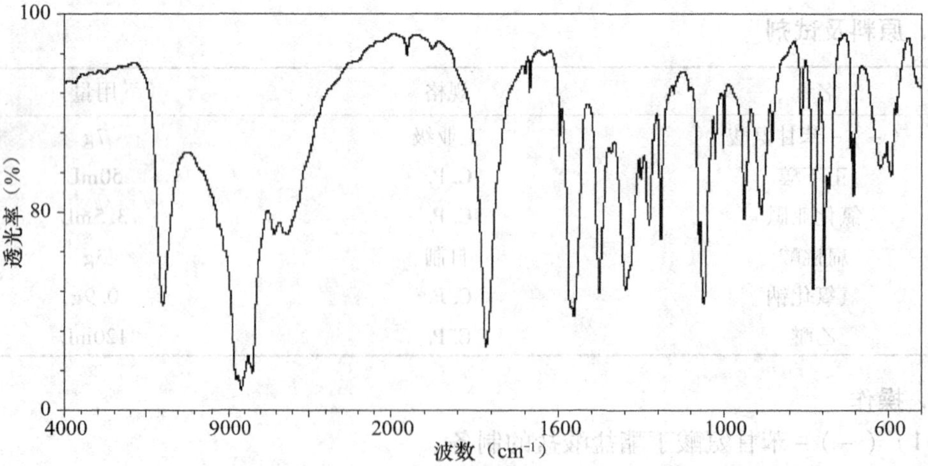

图4－6　DL－扁桃酸红外光谱图

四、实验记录与结果

姓名　　　合作者　　　　　　　　日期　　　　　　成绩评语　　　　　教师签字

试药及试剂名称	用量	试剂理化性质					
		分子量	相对密度	熔点	沸点	溶解度	其他

实验记录		
时间	操作步骤	实验现象

实验结果					
产品名称	外观	熔点	理论产量	实际产量	收率

五、思考题

1. 何谓相转移催化反应，常用的相转移催化剂有哪些？
2. 为什么用无水硫酸钠进行干燥？

3. 50%氢氧化钠溶液的滴加速度及反应温度对扁桃酸的收率有何影响？
4. 提高分离扁桃酸光学纯度的关键是什么？

实验八 香豆素 - 3 - 羧酸的合成

香豆素类化合物是一类具有苯骈 α - 吡喃酮母核的天然产物，广泛分布于植物界。具有抗艾滋病、抗肿瘤、抗氧化、抗微生物、降压、抗辐射等多方面的生物活性。由于天然植物中香豆素含量很少，植物来源有限，通过化学合成的方法制得。本实验以香豆素 - 3 - 羧酸为例，介绍其化学合成方法。结构式如下：

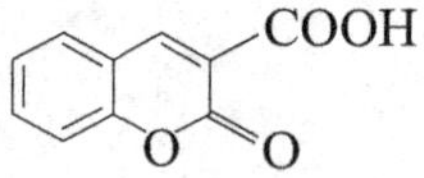

一、实验目的

1. 掌握 Knovengael 反应的原理和操作。
2. 熟悉回流和重结晶的原理与操作。
3. 了解 Perkin 合成法。

二、实验原理

以水杨醛与丙二酸酯为原料，在六氢吡啶催化下，发生 Knovengael 反应，缩合生成中间体香豆素 - 3 - 甲酸乙酯。后者加碱水解，酯键与内酯键均被水解。经酸化后，再次闭环内酯化即生成香豆素 - 3 - 羧酸。

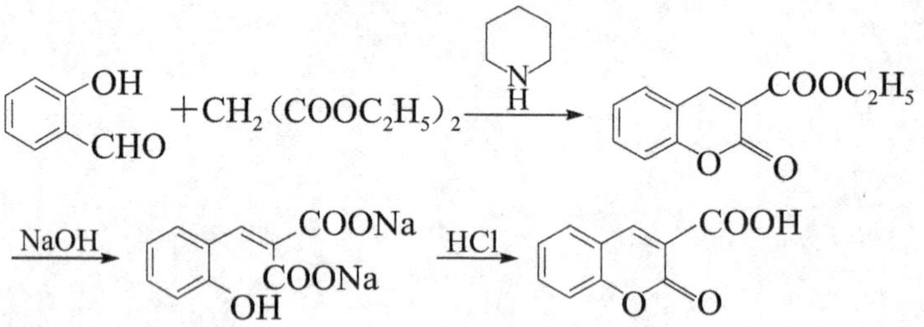

三、实验内容

（一）香豆素 - 3 - 甲酸乙酯的合成

1. 实验原理

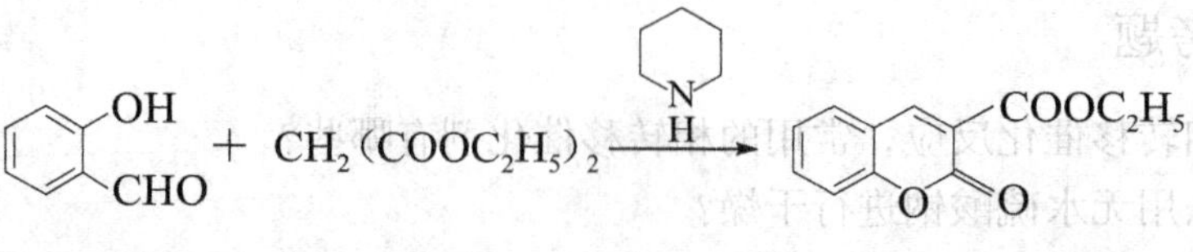

2. 原料及试剂

名称	规格	用量
水杨醛	C. P.	4. 2mL
丙二酸二乙酯	C. P.	6. 8mL
无水乙醇	C. P.	25mL
乙醇	25%	适量
乙醇	50%	适量
六氢吡啶	C. P.	0. 5mL
冰醋酸	C. P.	适量
无水氯化钙	C. P.	适量

3. 操作

在干燥的100mL圆底烧瓶中，加入4. 2mL水杨醛，6. 8mL丙二酸二乙酯，25mL无水乙醇，0. 5mL六氢吡啶和2滴冰醋酸，放入几粒沸石后，装上回流冷凝器，冷凝器上口接一氯化钙干燥管。在水浴上加热回流2小时。稍冷后将反应物转移到锥形瓶中，加入30mL水，置于冰浴中冷却。待结晶完全后，过滤，晶体用50%冰冷过的乙醇洗涤2~3次，每次用2~3 mL。粗产物为白色晶体，经干燥后重约6~7g。粗产物可用25%乙醇重结晶，熔点为93℃。

（二）香豆素-3-羧酸的合成

1. 实验原理

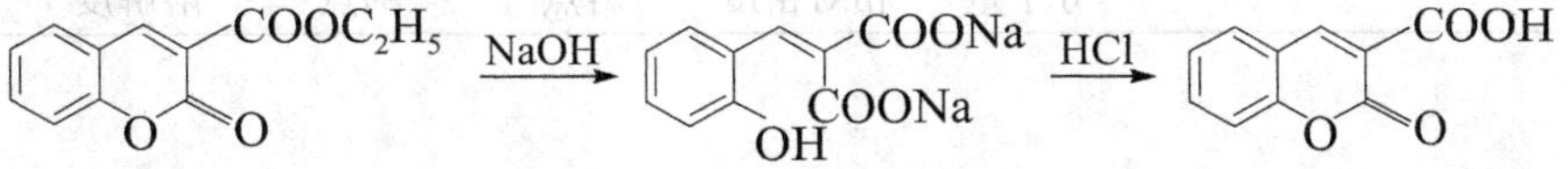

2. 原料及试剂

名称	规格	用量
香豆素-3-甲酸乙酯	自制	4g
氢氧化钠	C. P.	3g
乙醇	95%	20mL
浓盐酸	工业	10mL

3. 操作

在100mL圆底烧瓶中加入4g香豆素-3-甲酸乙酯、3g氢氧化钠、20mL 95%乙醇和10mL水，加入几粒沸石，装上回流冷凝器，水浴加热至溶解，继续回流15分钟。稍冷后，在搅拌下将反应混合物加入到盛有10mL浓盐酸和50mL水的烧杯中，立即有大量白色结晶析出。在冰浴中冷却使析晶完全。抽滤，用少量水洗涤，压干，干燥后重约为3g。粗品用水重结晶，得香豆素-3-羧酸，熔点为190℃。

（三）结构确证

1. 标准物TLC对照法。

2. 核磁共振光谱法。
3. 红外吸收光谱法。

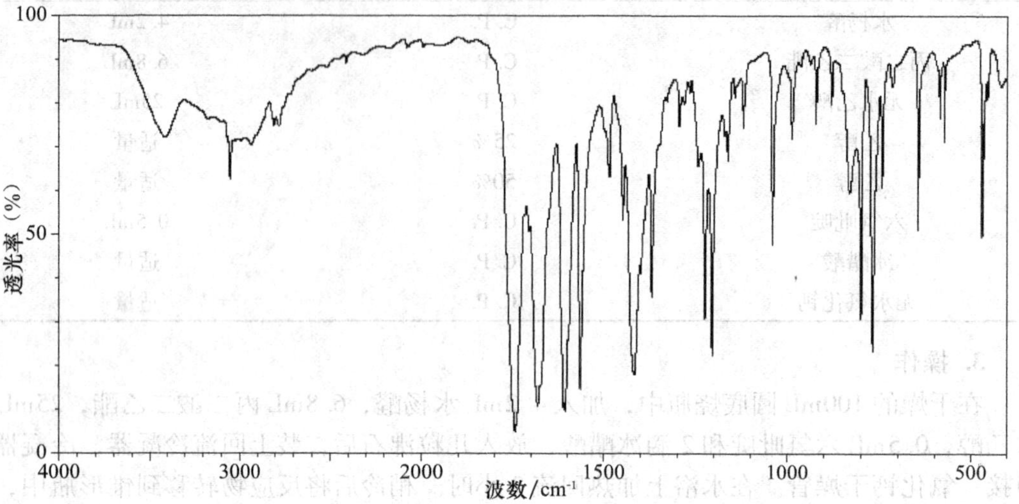

图 4－7　香豆素－3－羧酸红外光谱图

四、实验记录与结果

姓名　　　合作者　　　　　　　日期　　　　　　成绩评语　　　　教师签字

试药及试剂名称	用量	试剂理化性质					
		分子量	相对密度	熔点	沸点	溶解度	其他

实验记录

时间	操作步骤	实验现象

实验结果					
产品名称	外观	熔点	理论产量	实际产量	收率

五、思考题

1. 试写出利用 Konvengael 反应制备香豆素 - 3 - 羧酸的反应机理。反应中加入醋酸的目的是什么？

2. 如何利用香豆素 - 3 - 羧酸制备香豆素？

第五章 药物化学设计性实验

实验一 阿司匹林的合成

阿司匹林化学名为2-(乙酰氧基)苯甲酸。临床用作解热镇痛、消炎抗风湿药。用于治疗伤风、感冒、头痛、发烧、神经痛、关节痛及风湿病等。近年来又证明它具有抑制血小板凝聚的作用，其治疗范围又进一步扩大到预防血栓形成，治疗心血管疾患。结构式如下：

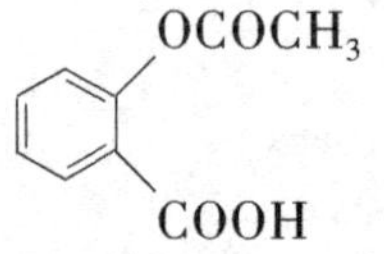

本品为白色结晶或结晶性粉末；无臭或微带醋酸臭，味微酸；遇湿气即缓缓水解。在乙醇中易溶，在三氯甲烷或乙醚中溶解，在水或无水乙醚中微溶；在氢氧化钠溶液或碳酸钠溶液中溶解，但同时分解。熔点为135℃～140℃。

一、实验目的

1. 掌握酯化反应和重结晶的原理及基本操作。
2. 掌握显微熔点测定仪的使用方法。
3. 熟悉回流反应装置的安装。
4. 了解磁力加热搅拌器的使用方法。

二、合成原理

阿司匹林有多条合成路线。

路线1：以水杨酸和醋酐为原料，在浓硫酸的催化作用下得到阿司匹林。合成路线如下：

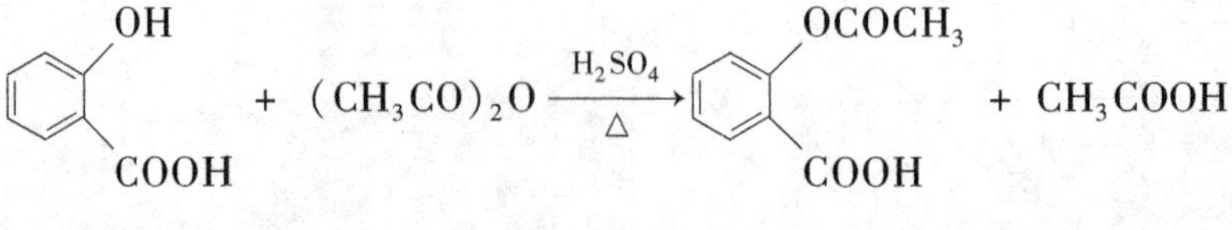

路线 2：以水杨酸和乙酰氯为原料，在浓硫酸的催化作用下得到阿司匹林。合成路线如下：

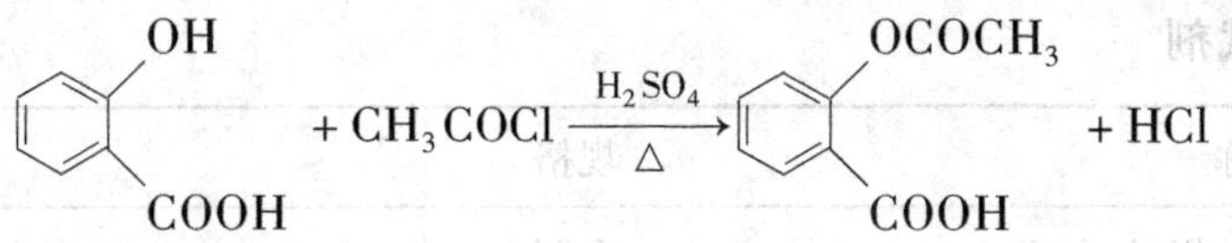

三、实验内容

以路线 1 为例说明。

（一）阿司匹林粗品的合成（酰化）

1. 实验原理

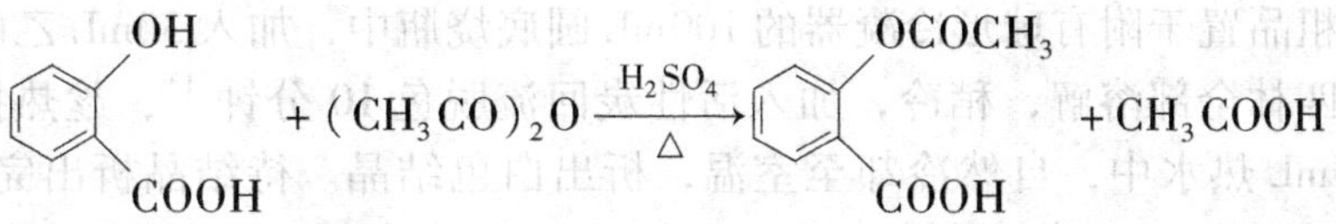

2. 原料及试剂

名称	规格	用量
水杨酸	C. P.	10g
醋酐	C. P.	14mL
浓硫酸	C. P.	5 滴
乙醇	稀溶液	适量

3. 操作

在装有球形冷凝器的 100mL 三口烧瓶中[1]，依次加入水杨酸 10g、醋酐 14mL[2]、浓硫酸 5 滴[3]。开动搅拌器，置水浴加热，待水温升至 70℃[4]，维持此温度反应 30 分钟。停止搅拌，稍冷，将反应液倾入 150mL 冷水中，继续搅拌，至阿司匹林全部析出。抽滤，用少量稀乙醇洗涤，干燥，得粗品。

注释

[1] 本反应的酰化试剂是醋酐，醋酐遇水易水解成为乙酸影响酰化效果，因此仪器需要无水。

[2] 水杨酸应当干燥，醋酐应当是新蒸的，收集 139℃ ~140℃ 的馏分。

[3] 由于水杨酸中的羧基与羟基能形成分子内氢键，因此酰化反应需要加热到 150℃ ~160℃ 才能完成，若加入少量的浓硫酸、浓磷酸等试剂来破坏氢键，则反应可以降温到 60℃ ~80℃ 进行，同时还减少了副产物的生成。

[4] 反应温度不宜过高，否则将增加副产物的生成，如乙酰水杨酸酐、水杨酸苯酯等。

（二）阿司匹林的合成（精制）

1. 原料及试剂

名称	规格	用量
阿司匹林粗品	自制	上步制得
乙醇	C. P.	30mL
活性炭	工业	适量
稀乙醇	自制	适量

2. 操作

将所得粗品置于附有球形冷凝器的100mL圆底烧瓶中，加入30mL乙醇，于水浴上加热至阿司匹林全部溶解，稍冷，加入活性炭回流脱色10分钟[1]，趁热抽滤。将滤液慢慢倾入75mL热水中，自然冷却至室温，析出白色结晶。待结晶析出完全后，抽滤，用少量稀乙醇洗涤，压干，干燥（温度不超过60℃为宜），称重，测定熔点（熔点为135℃～140℃），计算收率。

注释

［1］活性炭的作用是脱色，若粗产品颜色较好，活性炭可酌情少加或不加，以减少产品的损失。

（三）结构确证

1. 标准物TLC对照法。
2. 核磁共振光谱法。
3. 红外吸收光谱法。

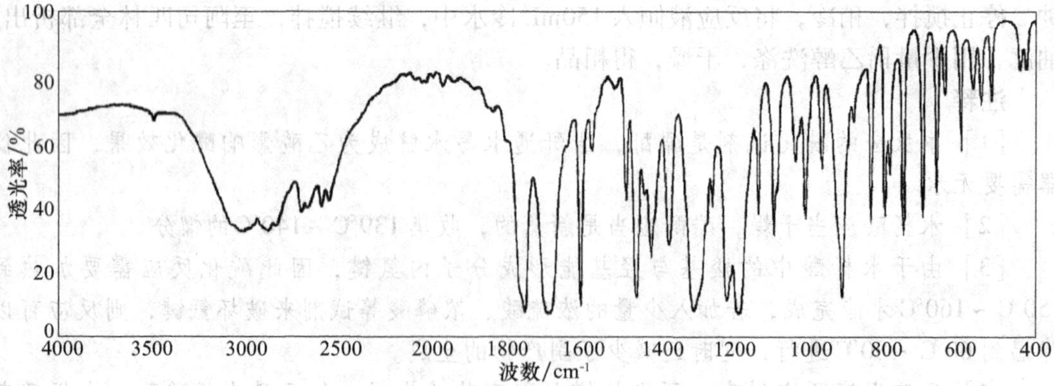

图5－1　阿司匹林红外光谱图

四、实验记录与结果

姓名	合作者	日期	成绩评语	教师签字

试药及试剂名称	用量	试剂理化性质					
		分子量	相对密度	熔点	沸点	溶解度	其他

实验记录		
时间	操作步骤	实验现象

实验结果					
产品名称	外观	熔点	理论产量	实际产量	收率

五、思考题

1. 向反应液中加入少量浓硫酸的目的是什么？是否可以不加？为什么？
2. 本反应可能发生哪些副反应？产生哪些副产物？
3. 阿司匹林精制选择溶媒依据什么原理？为何滤液要自然冷却？
4. 反应仪器为什么要干燥无水？水的存在对反应有何影响？
5. 重结晶操作包括哪些步骤？

实验二　尼群地平的合成

尼群地平化学名为2,6－二甲基－4－(3－硝基苯基)－1,4－二氢－3,5－吡啶二甲酸甲乙酯。临床上用于冠脉痉挛、冠心病、高血压及心肌梗死等症，也可用于充血性心衰。结构式如下：

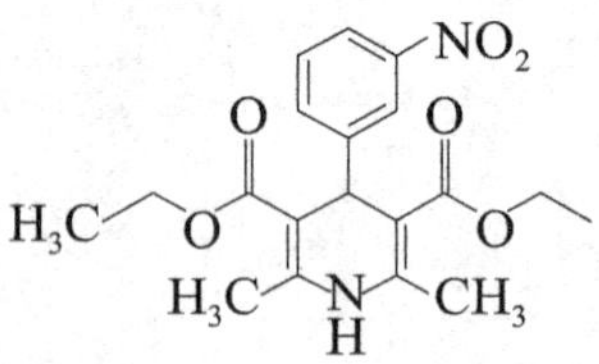

本品为黄色结晶或结晶性粉末；无臭，无味；遇光易变质。在丙酮或三氯甲烷中易溶，在甲醇或乙醇中略溶，在水中几乎不溶。熔点为156℃～161℃。

一、实验目的

1. 掌握硝化剂的种类和不同应用范围，硝化反应的特点、原理和具体操作过程。
2. 掌握硝化、酯化和环合反应的原理与操作。
3. 查阅文献，由学生自行选择合成路线，选择不同实验方案，设计该药的具体合成路线。

二、合成原理

以3－硝基苯甲醛为原料，在冰盐浴冷至0℃时用浓硫酸催化下，与乙酰乙酸乙酯在低温条件下反应得到3－硝基亚苄基乙酰乙酸乙酯，再和β－氨基巴豆酸甲酯回流反应得到尼群地平。合成路线如下：

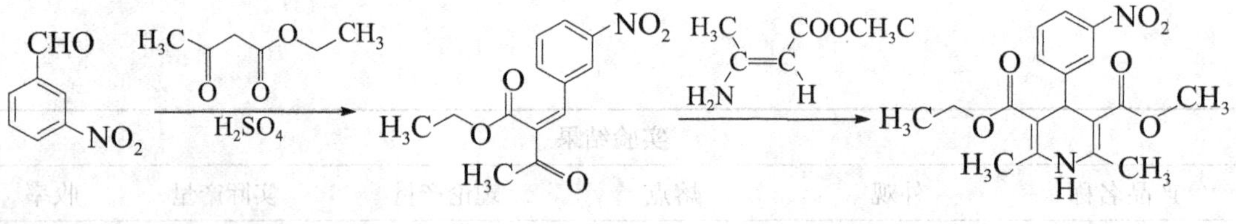

三、实验内容

（一）3－硝基亚苄基乙酰乙酸乙酯的合成

1. 实验原理

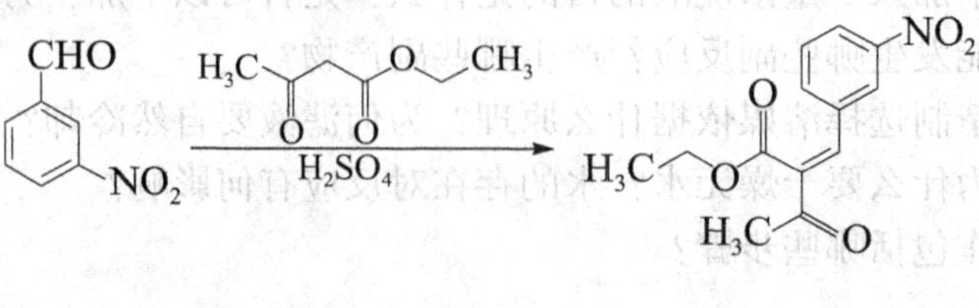

2. 原料及试药

名称	规格	用量
3-硝基苯甲醛	C. P.	9g
乙酰乙酸乙酯	C. P.	17mL
浓硫酸	C. P.	2mL

3. 操作

在250mL三口烧瓶中，加入17mL乙酰乙酸乙酯，冰浴冷却至0℃，开动搅拌器，缓慢滴加2mL浓硫酸，滴毕，分次加入9g 3-硝基苯甲醛，于低温5℃~8℃[1]（不超过10℃）继续反应4小时，室温放置过夜，加压过滤，得粗品。用乙醇重结晶，得3-硝基亚苄基乙酰乙酸乙酯。

注释

[1] 低温反应既避免了高温反应所引起的副反应，又便于操作。

（二）尼群地平的合成

1. 实验原理

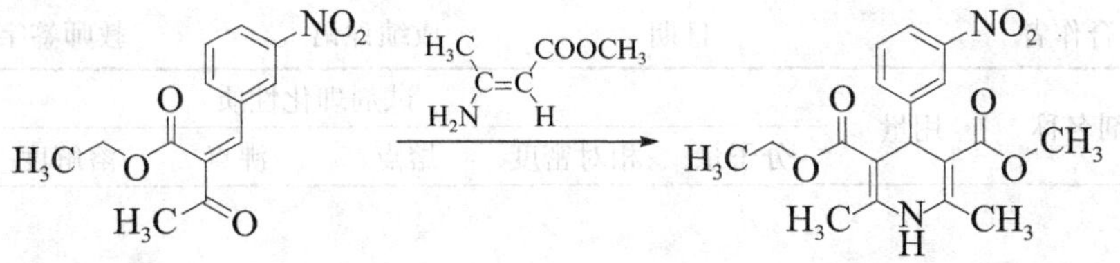

2. 原料及试剂

名称	规格	用量
3-硝基亚苄基乙酰乙酸乙酯	自制	5g
3-氨基巴豆酸甲酯	C. P.	3g
无水乙醇	C. P.	适量

在装有球形冷凝器的250mL圆底烧瓶中，依次加入30mL无水乙醇、5g 3-硝基亚苄基乙酰乙酸乙酯和3g 3-氨基巴豆酸甲酯，开动搅拌器，回流反应6小时。停止反应，减压蒸馏溶剂至半，室温放置，有固体析出。待析晶完全，减压过滤，得黄色固体，用无水乙醇重结晶，得尼群地平[1]，测熔点。

注释

[1] 尼群地平为黄色结晶或结晶性粉末。光照下缓慢变色，故生产贮存过程中应避光。

（三）结构确证

1. 标准物TLC对照法。
2. 核磁共振光谱法。

3. 红外吸收光谱法。

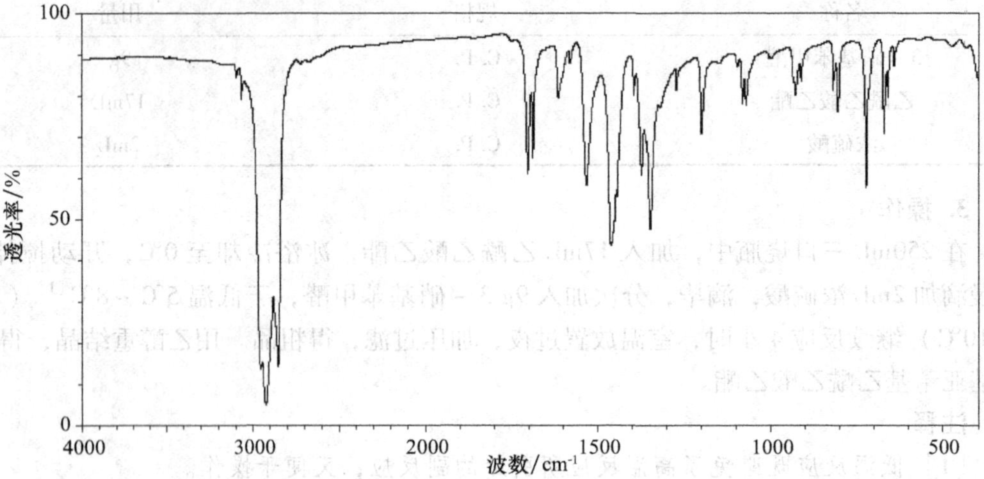

图 5－2　尼群地平红外光谱图

四、实验记录与结果

姓名　　　　合作者　　　　　　　　日期　　　　　　成绩评语　　　　　　　教师签字

试药及试剂名称	用量	试剂理化性质					
		分子量	相对密度	熔点	沸点	溶解度	其他

实 验 记 录		
时间	操作步骤	实验现象

实验结果					
产品名称	外观	熔点	理论产量	实际产量	收率

五、思考题

1. 是否可以找到尼群地平其他的合成路线，与本路线相比有何优缺点？
2. 在硝化反应中加入碳酸钠溶液的目的是什么？

第六章 药物合成实验

实验一 2,4－二氯乙酰苯胺的制备

2,4－二氯乙酰苯胺是合成环丙沙星的中间体。结构式如下：

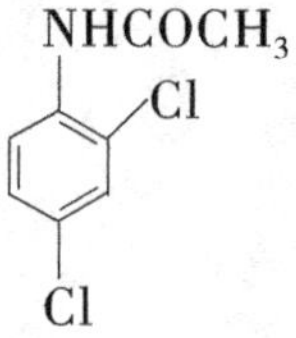

一、实验目的

1. 掌握酰化反应的特点和类型。
2. 掌握卤化反应的特点和反应条件。
3. 了解卤化剂的分类。

二、合成原理

2,4－二氯乙酰苯胺可由苯胺、醋酐在水浴中乙酰化制得乙酰苯胺；然后在乙酰苯胺、冰乙酸中加浓盐酸，冰水冷却，滴加氯酸钠溶液，从而制得2,4－二氯乙酰苯胺。

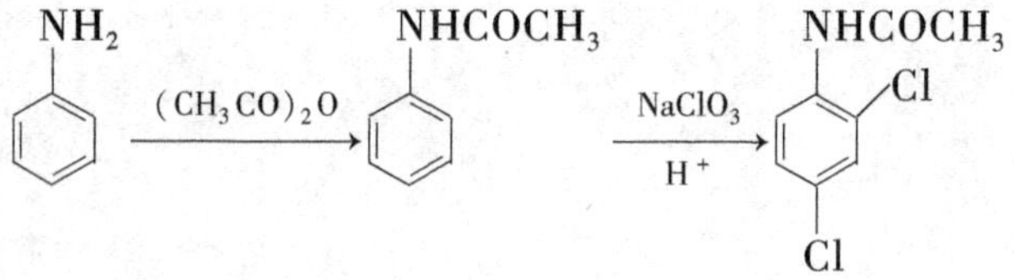

三、实验内容

（一）乙酰苯胺的合成

1. 实验原理

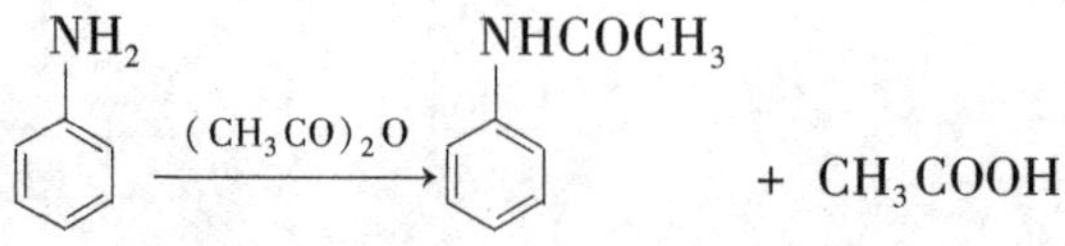

2. 原料及试剂

名称	规格	用量
醋酐	C. P.	14mL
苯胺	C. P.	10mL

3. 操作

在250mL三口烧瓶上配置搅拌器、回流冷凝器及滴液漏斗，将10mL苯胺及30mL水投入反应瓶中，在搅拌下滴加醋酐14mL[1]，控制滴加速度[2]以保证反应温度不超过40℃。滴加完毕后，撤去水浴，于室温继续搅拌30分钟，停止搅拌，室温放置30分钟，抽滤，以冷水洗涤滤渣至中性，抽干，得乙酰苯胺粗品。以水为溶剂进行重结晶，可制得乙酰苯胺精品，干燥后测熔点、称量、计算收率。

注释

[1] 酸酐易水解，故实验中所使用的原料、试剂和玻璃仪器均应事先干燥。

[2] 反应活性较高，反应放热，因此采用冷水浴，并控制滴加醋酐速度为每秒1滴。

（二）2,4-二氯乙酰苯胺的制备

1. 实验原理

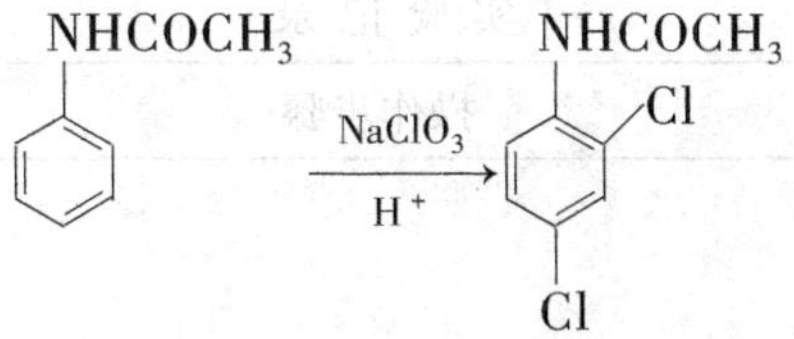

2. 原料及试剂

名称	规格	用量
乙酰苯胺	上步制得	10g
冰乙酸	C. P.	20mL
浓盐酸	C. P.	35mL
氯酸钠	溶于15mL水中	5.5g
乙醇	95%	适量

3. 操作

将乙酰苯胺10g、冰乙酸20mL加入到配有搅拌器、温度计和回流冷凝器的250mL三口烧瓶中，搅拌使之混合均匀，再加入浓盐酸35mL，冰水冷却下滴加配制好的氯酸钠水溶液[1]，维持反应温度20℃~25℃。滴加完毕，于室温下继续搅拌1小时，抽滤，水洗滤渣至洗水呈中性，得粗品，以80%乙醇[2]重结晶得精品。

注释

[1] 滴加氯酸钠时很容易产生氯气，因此滴加速度应控制在2~3秒一滴。

[2] 乙醇为易燃液体。使用乙醇重结晶时，应使用水浴加热，不能用直火加热，并要远离火源。乙醇的用量应为粗品质量的4~5倍。

四、实验记录与结果

姓名　　合作者　　日期　　成绩评语　　教师签字

试药及试剂名称	用量	试剂理化性质					
		分子量	相对密度	熔点	沸点	溶解度	其他

实验记录		
时间	操作步骤	实验现象

实验结果					
产品名称	外观	熔点	理论产量	实际产量	收率

五、思考题

1. 制备乙酰苯胺时，为何要将粗产品用冷水洗至中性？

2. 乙酰苯胺可采取何种方法精制?

3. 请说明每一步反应中可能的副产物。

4. 在本实验中，还可以选用哪些类型的氯化剂?

实验二　呋喃丙烯酸的制备

呋喃丙烯酸是治疗血吸虫病药物呋喃丙胺的中间体。结构式如下：

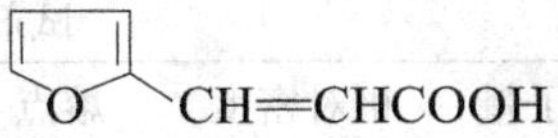

一、实验目的

了解 Knoevenagel 反应制备 α,β－不饱和芳香酸的合成原理和操作方法。

二、合成原理

芳香醛在碱的催化作用下，可与丙二酸发生类似羟醛缩合的反应，生成 α,β－不饱和芳香酸。

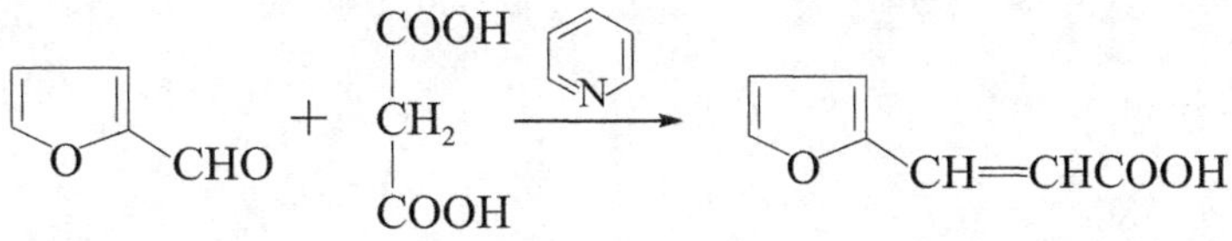

三、实验内容

1. 原料及试剂

名称	规格	用量
呋喃甲醛	C. P.	4. 9g
丙二酸	C. P.	5. 3g
吡啶	C. P.	2. 5mL
浓氨水	C. P.	适量
盐酸	18%	适量

2. 操作

将呋喃甲醛 4. 9g（4. 26mL）、丙二酸 5. 3g 及吡啶 2. 5mL 加入到 50mL 的圆底烧瓶[1]中，加装回流冷凝器，用电加热套加热回流 1 小时。冷却到室温后，将反应液转移到 250mL 烧杯中，加入 50mL 水稀释，再加入浓氨水适量[2]，直至反应物全部溶解。抽滤，用少量水洗滤纸，合并滤液和洗液，在搅拌下，用 18% 盐酸调至 pH3，将酸化液在冷水中充分冷却，使其析晶完全。抽滤，水洗滤渣两次（每次约 20mL），干燥后得呋喃丙烯酸粗品，乙醇重结晶可得精品，干燥，称重，计算收率，测定熔点（熔点为 139℃ ~140℃）。

注释

[1] Knoevenagel 反应是一个脱水缩合反应，本实验所用的原料、试剂及玻璃仪器应事先干燥。

[2] 浓氨水用量约为 10mL。

四、实验记录与结果

姓名　　合作者　　日期　　成绩评语　　教师签字

试药及试剂名称	用量	试剂理化性质					
		分子量	相对密度	熔点	沸点	溶解度	其他

实验记录		
时间	操作步骤	实验现象

实验结果					
产品名称	外观	熔点	理论产量	实际产量	收率

五、思考题

1. 什么是 Knoevenagel 反应?
2. 请你再设计一条苯基丙烯酸的合成路线。

实验三　*N*－亚苄基苯胺的制备

N－亚苄基苯胺是一种重要的有机中间体，主要用于生产农药、药品、染料、灭火剂、润滑油添加剂、萃取剂、制冷剂等方面。结构式如下：

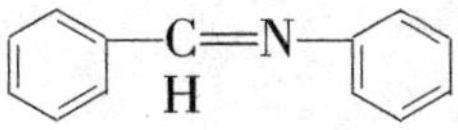

一、实验目的

1. 学习席夫碱制备的原理与方法。
2. 掌握席夫碱的使用。

二、合成原理

以苯甲醛、苯胺为原料，通过羰基的加成反应合成 *N*－亚苄基苯胺。

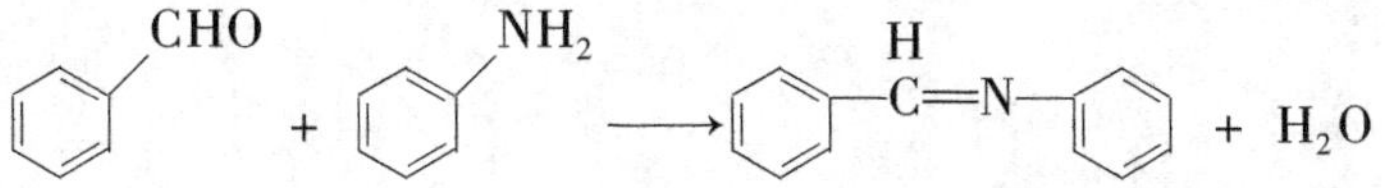

三、实验内容

1. 原料及试剂

名称	规格	用量
苯甲醛（新蒸）	C. P.	10. 6g
苯胺	C. P.	9. 3g
乙醇	95%	16. 5mL

2. 操作

在装有搅拌器、温度计、回流冷凝器及滴液漏斗的三口烧瓶中，加入苯甲醛 10. 6g，搅拌下滴加苯胺 9. 3g[1]，反应放热，滴加完毕，60℃水浴继续搅拌 40 分钟，将反应物加入盛有 16. 5mL 95% 乙醇的烧杯中，不断搅拌析晶，将反应混合物置于冰水浴中冷却 30 分钟，抽滤，干燥，称重，计算收率，测定熔点（熔点为 52℃）。

注释

［1］脱水反应使用的原料、试剂和玻璃仪器应事先干燥。

［2］滴液漏斗注意试漏，苯胺滴速应为每秒 1 滴。

［3］反应过程中，注意观察三口烧瓶，如果发生反应液中出现结晶，就表明反应

已完成，即可将产物倒出。

四、实验记录与结果

姓名　　合作者　　　　　　日期　　　成绩　　　　教师签字

试药及试剂名称	用量	试剂理化性质					
		分子量	相对密度	熔点	沸点	溶解度	其他

实验记录		
时间	操作步骤	实验现象

实验结果					
产品名称	外观	熔点	理论产量	实际产量	收率

五、思考题

1. 制 N－亚苄基苯胺时，哪种原料应该稍过量？
2. 如果要得到精品 N－亚苄基苯胺，可采取何种方法？

3. 反应中可能会产生哪些副产物?

实验四　对硝基苯甲醛的制备

对硝基苯甲醛为染料、药物等有机合成的中间体，在医药工业中用来生产硝基苯丁烯酮。结构式如下:

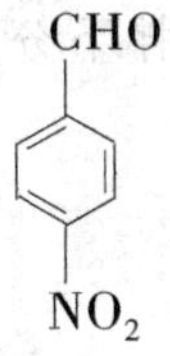

一、实验目的

了解氧化中常用的温和氧化剂的种类、特点及反应条件。

二、实验原理

本实验采用对硝基甲苯为原料，以铬酸酐为氧化剂，制得对硝基苯甲醛二醋酸酯，再经水解反应制得对硝基苯甲醛。

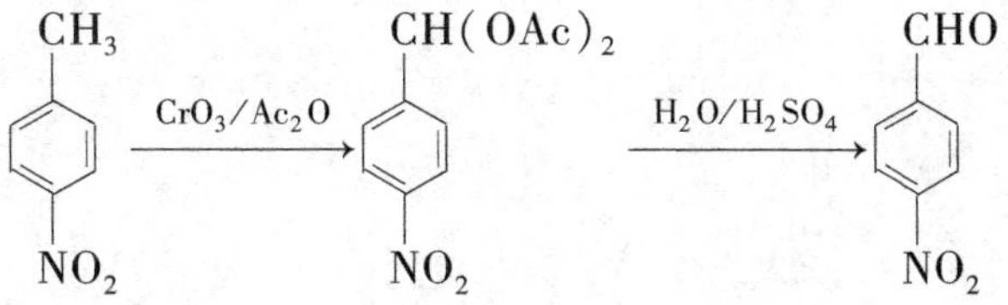

三、实验内容

1. 原料及试剂

名称	规格	用量
对硝基甲苯	C. P.	6.3g
醋酐	C. P.	50mL
铬酸酐	自制	12.5g
浓硫酸	C. P.	12mL
碳酸钠	2%	40mL
乙醇	C. P.	20mL

2. 操作

在250mL的三口烧瓶上配置搅拌器、温度计、回流冷凝器及滴液漏斗，将醋酐50mL及对硝基甲苯6.3mL加入反应瓶中，冰盐浴冷却下加入浓硫酸10mL，冷却到0℃，在搅拌下滴加事先制好的铬酸酐溶液[1]，维持反应温度在10℃以下，加毕，于

5℃～10℃反应2小时，将反应混合物倒入250g碎冰中，搅拌均匀后再以冰水稀释至750mL，抽滤析出固体。将滤饼悬浮于40mL 2%的碳酸钠溶液中，充分搅拌后抽滤，依次用水、乙醇洗涤滤饼，抽干后得对硝基苯甲醛二醋酸酯粗品。

将上述制得的对硝基苯甲醛二醋酸酯粗品置于100mL的圆底烧瓶中，加入水20mL、乙醇20mL、浓硫酸2mL，加热回流30分钟，趁热抽滤，滤液在冰水中冷却后析出结晶，抽滤，水洗，干燥，称重，计算收率，测定熔点（熔点为106℃～107℃）。

注释

[1] 铬酸酐溶液配制：将铬酐在搅拌下分批加入到醋酐中，不能反加料，否则易爆炸。

四、实验记录与结果

姓名　　　合作者　　　　　　日期　　　　　成绩评语　　　　　教师签字

试药及试剂名称	用量	试剂理化性质					
		分子量	相对密度	熔点	沸点	溶解度	其他

实验记录		
时间	操作步骤	实验现象

实验结果					
产品名称	外观	熔点	理论产量	实际产量	收率

五、思考题

1. 将芳环上的甲基氧化成醛时，为何需要经过二醋酸酯一步？
2. 本实验除了可采用铬酸酐为氧化剂外，还可以选用哪些氧化剂？

实验五　氯代叔丁烷的制备

氯代叔丁烷可用于合成香料二甲苯麝香，也可用于合成农药及其他精细化工品。结构式如下：

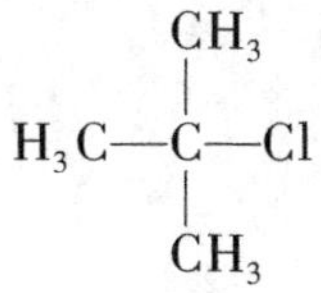

一、实验目的

1. 熟悉卤化剂的种类及特点。
2. 了解叔醇的卤代反应原理与方法。

二、合成原理

以叔丁醇、浓盐酸为原料，通过叔醇的卤化反应合成氯代叔丁烷。

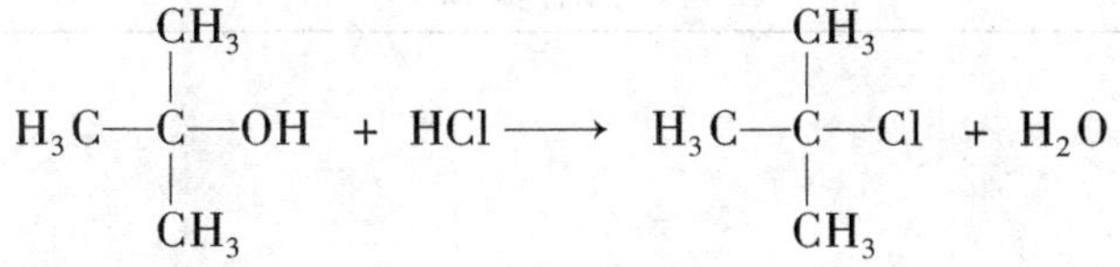

三、实验内容

1. 原料及试剂

名称	规格	用量
叔丁醇	C. P.	10g
浓盐酸	C. P.	33mL
碳酸氢钠	5%	50mL

2. 操作

在装有搅拌器、回流冷凝器及滴液漏斗的三颈瓶中[1]，加入叔丁醇10g，用滴液漏斗滴加浓盐酸33mL，室温搅拌反应1小时[2]。静置分层，弃去水层，有机层以5%碳酸氢钠水溶液洗涤两次（每次25mL），将有机层以无水氯化钙干燥，减压过滤，滤液常压蒸馏，收集50℃～52℃的馏分。

注释

［1］所用玻璃器皿在使用前需预先干燥。

［2］搅拌速度不宜过快。

四、实验记录与结果

姓名　　　合作者　　　　　　　日期　　　　成绩评语　　　　教师签字

试药及试剂名称	用量	试剂理化性质					
		分子量	相对密度	熔点	沸点	溶解度	其他

实验记录		
时间	操作步骤	实验现象

实验结果					
产品名称	外观	熔点	理论产量	实际产量	收率

五、思考题

1. 通过本实验，请比较伯、仲、叔醇的卤化反应速度。
2. 本实验中有机层加入5%碳酸氢钠水溶液洗涤的目的是什么？

实验六　二苯甲醇的制备

二苯甲醇可用于合成组胺 H_1 受体拮抗剂苯海拉明，也是有机合成的中间体。结构式如下：

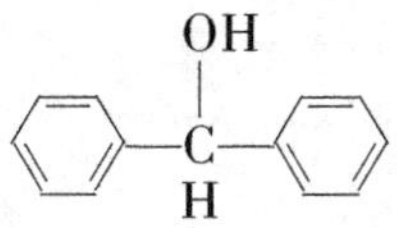

一、实验目的

1. 掌握由硼氢化钠还原二苯甲酮制备二苯甲醇的方法。
2. 了解酮的还原反应原理，还原剂的种类及特点。

二、合成原理

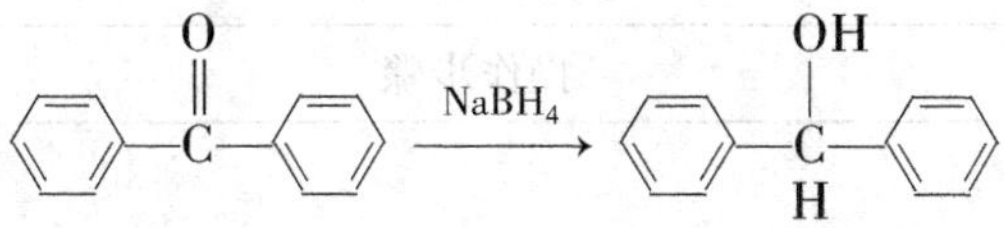

三、实验内容

1. 原料及试剂

名称	规格	用量
二苯甲酮	C. P.	18.2g
硼氢化钠	C. P.	1.9g
乙醇	95%	100mL
盐酸	10%	适量

2. 操作

在装有搅拌器、回流冷凝器及滴液漏斗的三颈瓶中，先加入二苯甲酮 18.2g，95%乙醇 100mL，水浴加热使反应物全部溶解，冷却至室温。于搅拌下加入 1.9g 硼氢化钠，控制硼氢化钠的加入速度使反应温度不超过50℃[1]，加料完毕，加热回流反应1小时，此过程中有大量气泡放出，冷却至室温，加入100mL冷水稀释反应液，然后慢慢滴加10%盐酸，以分解未反应的硼氢化钠。待冷却至室温后，抽滤，用冷水洗涤滤饼，干燥得产品。

注释

[1] 加入硼氢化钠的速度应缓慢，防止温度过高，影响收率。

四、实验记录与结果

姓名　　　合作者　　　　　　日期　　　　　成绩评语　　　　　教师签字

试药及试剂名称	用量	试剂理化性质					
		分子量	相对密度	熔点	沸点	溶解度	其他

实 验 记 录		
时间	操作步骤	实验现象

实验结果					
产品名称	外观	熔点	理论产量	实际产量	收率

五、思考题

1. 以硼氢化钠为还原剂，还可以用于哪些种类化合物的还原反应？
2. 除了本实验提供的方法外，可否采用其他反应途径制备二苯甲醇？

实验七 二甲基硫醚的制备

二甲基硫醚主要用于合成城市煤气赋臭剂、涂料脱膜剂、液压油溶剂、电池低温防腐剂和药物渗透剂等。结构式如下：

$$H_3C—S—CH_3$$

一、实验目的

1. 掌握常用三氯化铁与硼氢化钠组合形成的还原剂特点。
2. 掌握亚砜化合物还原成硫化物的实验方法。

二、合成原理

在温和条件下，芳烃基、二芳基和二烃基亚砜化合物用三氯化铁/硼氢化钠还原，收率都很高，大部分亚砜化合物都能被定量还原。

$$H_3C—\overset{\overset{\displaystyle O}{\|}}{S}—CH_3 \xrightarrow[C_2H_5OH]{FeCl_3 \cdot 6H_2O/NaBH_4} H_3C—S—CH_3$$

三、实验内容

1. 原料及试剂

名称	规格	用量
硼氢化钠	C. P.	3.8g
无水乙醇	C. P.	230mL
六水三氯化铁	C. P.	5.5g
二甲基亚砜	C. P.	0.78g
无水硫酸钠	C. P.	30g
乙醇	95%	300mL
乙醚	C. P.	160mL

2. 操作

将硼氢化钠3.8g和200mL乙醇的溶液，在搅拌下缓慢地滴加到由5.5g六水三氯化铁、20mL 0.5mol/L二甲基亚砜和30mL无水乙醇组成的冰冷混合物中[1]，在30分钟内加完，反应过程有气体逸出[2]，并有黑色沉淀产生。滴加完毕，于室温搅拌2小时后，再加热回流5～10分钟。将反应液倾入100mL水中，用乙醚提取4次（每次40mL），合并提取液，以无水硫酸钠干燥，过滤，减压浓缩，得粗产物，用乙醇重结晶，干燥得纯品，称重，计算收率。

注释

[1] 由于硼氢化钠还原性强，为了减少副产物生成，所以起始反应物要充分冷却。

[2] 反应过程有气体逸出，注意装置安装在通风处。

四、实验记录与结果

姓名　　合作者　　日期　　成绩评语　　教师签字

试药及试剂名称	用量	试剂理化性质					
		分子量	相对密度	熔点	沸点	溶解度	其他

时间	操作步骤	实验现象	备注

实验结果					
产品名称	外观	熔点	理论产量	实际产量	收率

五、思考题

1. 能否采用其他方法来合成二甲基硫醚？
2. 反应中会有哪些气体逸出？

实验八　(S)-(+)-2-氨基丙醇的制备

(S)-(+)-2-氨基丙醇是合成盐酸左氧氟沙星的重要中间体。结构式如下：

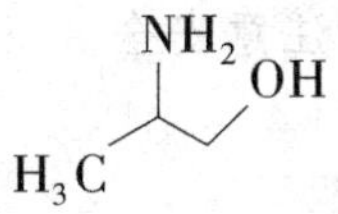

一、实验目的

1. 了解酰化反应的机理及酰化剂的种类，了解还原反应的机理及还原剂的种类。
2. 巩固减压蒸馏的操作技术。

二、合成原理

(S)-(+)-2-氨基丙醇，以L-丙氨酸为原料，与氯化亚砜氯化后得酰氯，再与乙醇发生酰化反应得到L-丙氨酸乙酯，后者被硼氢化钠还原得到目标产物。合成路线如下：

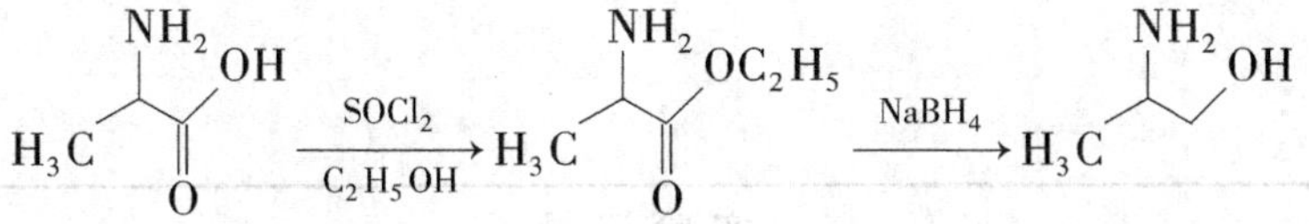

三、实验方法

1. 原料及试剂

名称	规格	用量
无水乙醇	C. P.	150mL
L-丙氨酸	C. P.	8.9g
氯化亚砜	C. P.	10mL
硼氢化钠	C. P.	14.2g

2. 操作

在装有搅拌器、滴液漏斗、回流冷凝器和温度计的250mL三口烧瓶中，加入乙醇150mL、L－丙氨酸8.9g，搅拌使其溶解，冰盐浴冷却至0℃，滴加氯化亚砜10mL[1]，滴加过程中保持反应温度不超过10℃，加毕，于室温反应4小时。减压浓缩反应液至干，加入50mL乙醇，搅拌均匀，即得L－丙氨酸乙酯的乙醇溶液，保存于100mL锥形瓶中备用。

在装有搅拌器、滴液漏斗、回流冷凝器和温度计的250mL三口烧瓶中，加入硼氢化钠14.2g、水55mL，搅拌使其溶解，降温至10℃以下，滴加上面制得的L－丙氨酸乙酯的乙醇溶液，滴加过程中保持反应温度不超过10℃，加毕，室温搅拌反应4小时。抽滤，30mL乙醇洗涤滤饼，合并滤液及洗液，常压蒸馏回收乙醇，再减压蒸馏产品，收集72℃～75℃/11mmHg馏分，即得无色黏稠状（*S*）－（＋）－2－氨基丙醇，干燥，称重，计算收率。

注释

[1] 氯化亚砜是一种无色或淡黄色发烟液体，有强刺激性气味。遇水或醇分解成二氧化硫和氯化氢，使用时需小心，注意安全。

四、实验记录与结果

姓名　　　合作者　　　　　　　　日期　　　　　成绩评语　　　　　教师签字

试药及试剂名称	用量	试剂理化性质					
		分子量	相对密度	熔点	沸点	溶解度	其他

实验记录		
时间	操作步骤	实验现象

实验结果					
产品名称	外观	熔点	理论产量	实际产量	收率

五、思考题

1. L－丙氨酸与硼氢化钠直接反应可否得到目标产物？
2. 能否用其他的方法来合成（S）－（＋）－2－氨基丙醇？

实验九　苯亚甲基苯乙醛酮的制备

苯亚甲基苯乙醛酮又名查耳酮。结构式如下：

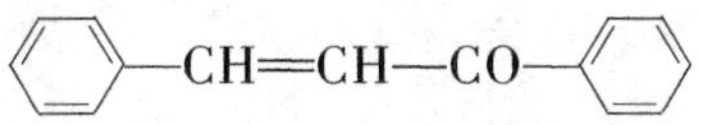

一、实验目的

了解 Aldol 缩合反应的机理、特点及反应条件。

二、合成原理

本实验以苯甲醛、苯乙酮为原料，在碱性条件下发生 Aldol 缩合反应，得到苯亚甲基苯乙醛酮。

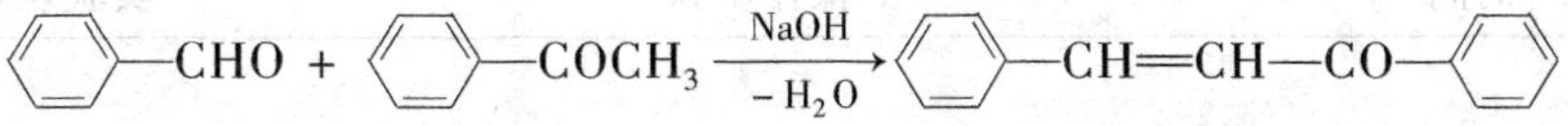

三、实验内容

1. 原料及试剂

名称	规格	用量
苯甲醛	C. P.	9. 2g
苯乙酮	C. P.	10. 4g
氢氧化钠	C. P.	4. 4g
乙醇	95%	25mL

2. 操作

在配有搅拌器、温度计、回流冷凝器及滴液漏斗的 250mL 三口烧瓶中，加入氢氧化钠水溶液（氢氧化钠 4. 4g，加水 40mL）、95% 乙醇 25mL 及苯乙酮 10. 4g，水浴控制温度在 20℃，滴加苯甲醛 9. 2g，滴加过程中维持反应温度在 20℃～25℃。加毕，于该温度下继续搅拌反应 0.5 小时，加入少量的苯亚甲基苯乙醛酮做晶种，继续搅拌 1.5 小时，析出沉淀，抽滤、水洗至洗水呈中性，抽干得粗品。以乙酸乙酯为溶剂重结晶，抽滤，干燥[1]，得精品为浅黄色针状结晶，干燥，称重，计算收率，测定熔点（熔点为 55℃ ~56℃）。

注释

［1］苯亚甲基苯乙醛酮熔点为 55℃ ~56℃，不能用红外灯或烘箱干燥。

四、实验记录与结果

姓名　　合作者　　日期　　成绩评语　　教师签字

试药及试剂名称	用量	试剂理化性质					
		分子量	相对密度	熔点	沸点	溶解度	其他

实验记录		
时间	操作步骤	实验现象

实验结果					
产品名称	外观	熔点	理论产量	实际产量	收率

五、思考题

1. 本实验中可能的副反应有哪些？如何避免？
2. 为什么苯亚甲基苯乙醛酮析晶较困难？

附　　录

附录一　常用冷却剂

1. 冰盐浴冷却剂*

盐	每100g碎冰用盐（g）	最低冷却温度（℃）
$NaNO_3$	50	−18.5
NaCl	33	−21.2
NaCl NH_4Cl	40 20	−26
NH_4Cl $NaNO_3$	13 37.5	−30.7
K_2CO_3	33	−46
$CaCl_2 \cdot 6H_2O$	143	−35

* 配制冷却剂可用碎冰或雪，盐要预先冷却到0℃。

2. 其他冷却剂和最低冷却温度

冷却剂	最低冷却温度（℃）	冷却剂	最低冷却温度（℃）
冰	0	氯仿/N_2	−63
乙二醇/CO_2	−15	氯仿/CO_2	−63
冰（100）/NH_4Cl（25）	−15	乙醇/CO_2	−72
冰（100）/NaCl（33）	−21	乙醚/CO_2	−77
四氯化碳/N_2	−23	丙酮/CO_2	−78
四氯化碳/CO_2	−23	甲醇/N_2	−98
冰（100）/乙醇（100）	−30	n−戊烷/N_2	−131
乙腈/N_2	−41	N_2	−180
冰（100）/氯化钙（150）	−49	—	—

3. 常用的盐浴

盐	溶于100g水中的量（g）	溶液的沸点（℃）
NaCl	40.7	108～109
NH_4Cl	87.1	114.8～115
K_2CO_3	202.5	133.5
$CaCl_2$	305	178

附录二 常用干燥剂

1. 常用干燥剂的特性

名称	分子式	吸水能力	干燥速度	酸碱性	再生方式
硫酸钙	$CaSO_4$	小	快	中性	163℃（脱水温度）下脱水再生
氧化钡	BaO	—	慢	碱性	不能再生
五氧化二磷	P_2O_5	大	快	酸性	不能再生
氯化钙（熔融过的）	$CaCl_2$	大	快	含碱性杂质	200℃下烘干再生
高氯酸镁	$Mg(ClO_4)_2$	大	快	中性	烘干再生（251℃分解）
三水合高氯酸镁	$Mg(ClO_4)_2 \cdot 3H_2O$	—	快	中性	烘干再生（251℃分解）
氢氧化钾（熔融过的）	KOH	大	较快	碱性	不能再生
活性氧化铝	Al_2O_3	大	快	中性	110℃～300℃下烘干再生
浓硫酸	H_2SO_4	大	快	酸性	蒸发浓缩再生
硅胶	SiO_2	大	快	酸性	120℃下烘干再生
氢氧化钠（熔融过的）	NaOH	大	较快	碱性	不能再生
氧化钙	CaO	—	慢	碱性	不能再生
硫酸铜	$CuSO_4$	大	—	微酸性	150℃下烘干再生
硫酸镁	$MgSO_4$	大	较快	中性、有的微酸性	200℃下烘干再生
硫酸钠	Na_2SO_4	大	慢	中性	烘干再生
碳酸钾	K_2CO_3	中	较慢	碱性	100℃下烘干再生
金属钠	Na	—	快	—	不能再生
分子筛	结晶的铝硅酸盐	大	较快	酸性	烘干，温度随型号而异

2. 适用于液体物料的干燥剂

液体名称（Liquid name）	适用干燥剂（Applicable drying agent）
饱和烃类	P_2O_5、$CaCl_2$、H_2SO_4（浓）、NaOH、KOH、Na、Na_2SO_4、$MgSO_4$、$CaSO_4$、CaH_2、$LiAlH_4$、分子筛
不饱和烃类	P_2O_5、$CaCl_2$、NaOH、KOH、Na_2SO_4、$MgSO_4$、$CaSO_4$、CaH_2、$LiAlH_4$
卤代烃类	P_2O_5、$CaCl_2$、H_2SO_4（浓）、Na_2SO_4、$MgSO_4$、$CaSO_4$

续表

液体名称（Liquid name）	适用干燥剂（Applicable drying agent）
醇类	BaO、CaO、K_2CO_3、Na_2SO_4、$MgSO_4$、$CaSO_4$、硅胶
酚类	Na_2SO_4、硅胶
醛类	$CaCl_2$、Na_2SO_4、$MgSO_4$、$CaSO_4$、硅胶
酮类	K_2CO_3、Na_2SO_4、$MgSO_4$、$CaSO_4$、硅胶
醚类	BaO、CaO、NaOH、KOH、Na、$CaCl_2$、CaH_2、$LiAlH_4$、Na_2SO_4、$MgSO_4$、$CaSO_4$、硅胶
酸类	P_2O_5、Na_2SO_4、$MgSO_4$、$CaSO_4$、硅胶
酯类	K_2CO_3、$CaCl_2$、Na_2SO_4、$MgSO_4$、$CaSO_4$、CaH_2、硅胶
胺类	BaO、CaO、NaOH、KOH、K_2CO_3、Na_2SO_4、$MgSO_4$、$CaSO_4$、硅胶
肼类	NaOH、KOH、Na_2SO_4、$MgSO_4$、$CaSO_4$、硅胶
腈类	P_2O_5、K_2CO_3、$CaCl_2$、Na_2SO_4、$MgSO_4$、$CaSO_4$、硅胶
硝基化合物	$CaCl_2$、Na_2SO_4、$MgSO_4$、$CaSO_4$、硅胶
二硫化碳	P_2O_5、$CaCl_2$、Na_2SO_4、$MgSO_4$、$CaSO_4$、硅胶
碱类	NaOH、KOH、BaO、CaO、Na_2SO_4、$MgSO_4$、$CaSO_4$、硅胶

3. 适用于气体物料的干燥剂

气体分子式（Gas name）	适用干燥剂（Applicable drying agent）
H_2	P_2O_5、$CaCl_2$、H_2SO_4（浓）、Na_2SO_4、$MgSO_4$、$CaSO_4$、CaO、BaO、分子筛
O_2	P_2O_5、$CaCl_2$、Na_2SO_4、$MgSO_4$、$CaSO_4$、CaO、BaO、分子筛
N_2	P_2O_5、$CaCl_2$、H_2SO_4（浓）、Na_2SO_4、$MgSO_4$、$CaSO_4$、CaO、BaO、分子筛
O_3	P_2O_5、$CaCl_2$
Cl_2	$CaCl_2$、H_2SO_4（浓）
CO	P_2O_5、$CaCl_2$、H_2SO_4（浓）、Na_2SO_4、$MgSO_4$、$CaSO_4$、CaO、BaO、分子筛
CO_2	P_2O_5、$CaCl_2$、H_2SO_4（浓）、Na_2SO_4、$MgSO_4$、$CaSO_4$、分子筛
SO_2	P_2O_5、$CaCl_2$、Na_2SO_4、$MgSO_4$、$CaSO_4$、分子筛
CH_4	P_2O_5、$CaCl_2$、H_2SO_4（浓）、Na_2SO_4、$MgSO_4$、$CaSO_4$、CaO、BaO、NaOH、KOH、Na、CaH_2、$LiAlH_4$、分子筛
NH_3	$Mg(ClO_4)_2$、NaOH、KOH、CaO、BaO、$Mg(ClO_4)_2$、Na_2SO_4、$MgSO_4$、$CaSO_4$、分子筛
HCl	$CaCl_2$、H_2SO_4（浓）
HBr	$CaBr_2$
HI	CaI_2
H_2S	$CaCl_2$
C_2H_4	P_2O_5
C_2H_2	P_2O_5、NaOH

4. 干燥剂适用条件

名称（Name）	适用物质（Applicable substance）	不适用物质（Inapplicable substance）	备注（Remark）
CaO、BaO	中性和碱性气体、胺类、醇类、醚类	醛类、酮类、酸性物质	特别适用干燥气体，与水作用生成氢氧化钡、氢氧化钙
$CaSO_4$	普遍适用	—	常先用硫酸钠作预干燥剂
NaOH、KOH	氨、胺类、醚类、烃类、肼类、碱类	醛类、酮类、酸性物质	容易潮解，因此一般用于预干燥
K_2CO_3	胺类、醇类、丙酮、一般的生物碱类、酯类、腈类、肼类、卤素衍生物	酸类、酚类及其他酸性物质	容易潮解
$CaCl_2$	烷烃类、链烯烃类、醚类、酯类、卤代烃类、腈类、丙酮、醛类、硝基化合物类、中性气体、氯化氢、二氧化碳	醇类、液氨、胺类、酸类、酸性物质、某些醛、酮类与酯类	一种价格便宜的干燥剂，可与许多含氮、氧的化合物生成溶剂化物、络合物或发生反应；一般含有氧化钙等碱性杂质
P_2O_5	大多数中性和酸性气体、乙炔、二硫化碳、烃类，各种卤代烃、酸溶液、酸与酸酐、腈类	碱性物质、醇类、酮类、醚类、易发生聚合的物质、氯化氢、氟化氢、氨气	使用其干燥气体时必须与载体或填料（石棉绒、玻璃棉、浮石等）混合；一般先用其他干燥剂预干燥；本品易潮解，与水作用生成偏磷酸、磷酸等
浓 H_2SO_4	大多数中性或酸性气体（干燥器、洗气瓶）、各种饱和烃、卤代烃、芳烃	不饱和有机化合物、醇类、酮类、酚类、碱性物质、硫化氢、碘化氢、氨气	不适宜升温干燥和真空干燥
Na	醚类、饱和烃类、叔胺类、芳烃类	氯代烃类（会发生爆炸危险）、醇类、伯仲胺类及其他易和金属钠起作用的物质	一般先用其他干燥剂预干燥；与水作用生成氢氧化钠与氢气
$Mg(ClO_4)_2$	含有氨的气体（干燥器）	易氧化的有机物质	大多用于分析目的，适用于各种分析工作，能溶于多种溶剂中；处理不当会发生爆炸危险
Na_2SO_4、$MgSO_4$	普遍适用，特别适用于酯类、酮类及一些敏感物质溶液	—	价格便宜的干燥剂；硫酸钠常作预干燥剂
硅胶	置于干燥器中使用	氟化氢	加热干燥后可重复使用
分子筛	温度100℃以下的大多数流动气体；有机溶剂（干燥器）	不饱和烃	一般先用其他干燥剂预干燥；特别适用于低分压干燥

续表

名称（Name）	适用物质（Applicable substance）	不适用物质（Inapplicable substance）	备注（Remark）
CaH_2	烃类、醚类、酯类、C_4 及 C_4 以上的醇类	醛类、含有活泼羰基的化合物	作用比氢化铝锂慢，但效率相近，且较安全，是最好的脱水剂之一，与水作用生成氢氧化钙、氢气
$LiAlH_4$	烃类、芳基卤化物、醚类	含有酸性氢、卤素、羰基及硝基等的化合物	使用时要小心。过剩的可以慢慢加乙酸乙酯将其破坏；与水作用生成氢氧化锂、氢氧化铝与氢气

附录三　常用催化剂

1. 常用催化剂载体的比表面积和比孔容积

	载体	比表面积（m^2/g）	比孔容积（cm^3/g）
高比表面积	活性炭	600～1800	0.3～2.0
	硅胶	200～800	0.4～4.0
	$Al_2O_3 \cdot SiO_2$	350～600	0.5～0.9
	Al_2O_3	100～200	0.2～0.3
	黏土、膨润土	150～280	0.3～0.5
	矾土	150	0.25
中等比表面积	氧化镁	30～50	0.3
	硅藻土	2～30	0.5～6.1
	石棉	1～16	—
低比表面积	钢铝石	0.1～1	0.33～0.45
	刚玉	0.07～0.34	0.08
	碳化硅	<1	0.40
	浮石	0.04	—
	耐火砖	<1	—

2. 典型工业固体催化剂的化学组成

催化剂	主（共）催化剂	助催化剂	载体
合成氨	Fe	K_2O、Al_2O_3	—
CO低温变换	Cu	ZnO	Al_2O_3
甲烷化	Ni	MgO、稀土等	Al_2O_3
硫酸	V_2O_5	K_2SO_4	硅藻土
乙烯氧化制环氧乙烷	Ag	—	$\alpha-Al_2O_3$
乙烯氧化制醋酸乙烯	Pd(Au)	K_2COOH	硅藻土或SiO_2
脱氢	Cr_2O_3、$MoO_3(Al_2O_3)$	Al_2O_3	Al_2O_3 (Al_2O_3)
加氢	Ni	—	$\gamma-Al_2O_3$
油脂加氢	Ranehy	—	—

3. 重要的催化剂载体

载体	比表面积（m^2/g）	用途
$\gamma-Al_2O_3$	160～250	催化多种反应
$\alpha-Al_2O_3$	5～10	乙炔选择加氢；选择氧化（环氧乙烷）
硅酸铝	180～1600	催化裂化、脱水、异构化
硅胶	200～800	NO_2 还原（环保用）
TiO_2	40～200	邻二甲苯氧化制邻苯二甲酸酐
活性炭	600～1800	乙炔制醋酸乙烯酯；贵金属催化选择加氢
刚玉陶瓷	0.5～1	选择氧化（乙烯制环氧乙烷）、苯制苯酐、邻二甲苯制邻苯二甲酸酐

4. 催化材料的类型

类型	状态	实例
金属	分散的	低分散度：Pt/Al_2O_3、Ru/SiO_2 高分散度：Ni/Al_2O_3、Co/硅藻土
	多孔的	雷尼镍、雷尼钴等
	整片状的	铂或银丝网
多金属簇、合金氧化物	分散的	Pt－Re、Ni－Cu、$(Pt-Au)/Al_2O_3$
	单组分的	Al_2O_3、Cr_2O_3、V_2O_5
	双组分的，凝聚胶体	$SiO_2-Al_2O_3$、$TiO_2-Al_2O_3$
	复合体	$BaTaO_3$、$CuCr_2O_4$、Bi_2Mo_6
	分散的	NiO/Al_2O_3、MoO_3/Al_2O_3
	水泥黏合的	$NiO-CaAl_2O_4$
硫化物	分散的	MoS_2/Al_2O_3、WS_2/Al_2O_3
酸	双组分的，凝聚胶体	$SiO_2-Al_2O_3$
	晶体	分子筛
	天然瓷土	蒙脱土
	增强酸	超强酸 SbF_5、HF、负载卤化物
碱	分散的	CaO、MgO、K_2O、NaO
其他化合物	氯化物	$TiCl_3-AlCl_3$
	碳化物	Ni_3C
	氮化物	Fe_2N
	膨化物	Ni_3B
	硅化物	TiSi
	磷化物	NiP
其他形态	熔盐	$ZnCl_2$、Na_2CO_3
	黏附均相催化剂	—
	黏附酶催化剂	—

附录四　常用试剂的制备与纯化

合成反应经常用到大量试剂，目前市售的溶剂规格一般分为：优级纯试剂（Guaranteed reagent，G. R.）、分析纯试剂（Analytical reagent，A. R.）、化学纯试剂（Chemical pure reagent，C. P.）、实验试剂（Laboratory reagent，L. R.）。其中优级纯试剂的纯度最高，杂质最少。在某些合成反应中，对试剂或溶剂的要求较高，即使微量的杂质或水分的存在，会对反应的速率、产物的收率和纯度都有影响。尽管根据实验需要可从市场购买相应级别的溶剂，但买来的溶剂在贮存过程往往会产生杂质或者吸收空气中水分，而不再符合有特殊要求的实验所用，用前需要纯化处理。另一方面，有些试剂如氯化亚铜、醇钠等，一般都宜新鲜制备，以保证其活性。因此掌握一些必要试剂的纯化方法是十分必要的。

1. 乙醇（绝对无水乙醇，Absolute ethanol）

澄清、无色的易燃液体，沸点 78.5℃，折射率（n_D^{20}）1.3616，相对密度（D_4^{20}）0.7893，能与水和许多有机溶剂混溶。应密塞冷藏，远离火源。普通乙醇的含量为 95%，由于其与水能形成恒沸溶液，因此不能用一般分馏的方法除去水分。若要制 98% ~99% 的乙醇，可采用下列方法：于 100mL 95% 乙醇中加入新鲜煅烧的块状生石灰 20g，密塞，放置过夜。翌日，回流 3 ~5 小时，然后进行蒸馏。若需要 99% 以上的乙醇，可采用下列方法：将 5g 干燥、洁净光亮的镁条，在红外灯下剪成细丝迅速加入瓶中，再加 0.5g 碘、60mL 99% 乙醇，待镁溶解生成醇镁后，再加入 900mL 99% 乙醇，回流 5 小时后，蒸馏，可得到 99.9% 乙醇。由于乙醇具有非常强的吸湿性，所以在操作时，动作要迅速，尽量减少转移次数以防止空气中的水分进入，同时所用仪器必须事先干燥好。

2. 甲醇（Methanol）

易燃、有毒的液体，沸点 64.7℃，折射率（n_D^{20}）1.3292、（n_D^{15}）1.33066，相对密度（D_4^{20}）0.7915、（D_4^{25}）0.7866。临界温度 240.0℃，临界压力 78.5atm。能与水、乙醇、醚、苯、酮及大部分其他有机溶剂混溶。因为甲醇与水不形成恒沸液，故可采用高效分馏的方法制备无水甲醇。也可按乙醇用镁除水制备无水乙醇的方法制取。如果要求含水量低于 0.1%，则可用分子筛干燥。无论用何种方法制得的无水甲醇，必须密闭保存，否则除空气中的水气进入外，空气中的氧会与甲醇作用生成甲醛，导致带来新的杂质。为避免这种情况的发生，在纯化过程中也应注意。

3. 乙醚（绝对无水乙醚，Absolute ether）

极易挥发、极易燃烧的液体，其蒸气比空气密度大。沸点 34.6℃，相对密度（D_4^{20}）0.7134。微溶于水，与低级脂肪醇类、苯、石油醚、其他脂肪属溶剂以及许多油类能混溶。与水形成共沸物，共沸点 34.2℃，含水 1.3%。普通乙醚常含有 2% 乙醇和 0.5% 水，久藏的乙醚常含有少量过氧化物。过氧化物的检验和除去：在干净的试管中放入 2 ~3 滴浓硫酸，2% 碘化钾溶液 1mL（若碘化钾溶液已被空气氧化，可用稀亚硫酸钠溶液滴到黄色消失）和 1 ~2 滴淀粉溶液，混合均匀后加入乙醚，出现蓝色即表示有过氧化物存在。去除过氧化物可用新配制的硫酸亚铁稀溶液（配制方法是 $FeSO_4 \cdot 7H_2O$ 60g、100mL 水和 6mL 浓硫酸）。将 100mL 乙醚和 10mL 新配制的硫酸亚铁溶液放在分液漏斗中洗数次，至无过氧化物为止。醇和水的检验和去除：乙醚中放入少许高锰酸钾粉末和一粒氢氧化钠。放置后，氢氧化钠表面附有棕色物质，即证明有醇存在。水的存在用无水硫酸铜检验。乙醚纯化的一般方法是：将 100mL 乙醚放在干燥锥形瓶中，可防止潮气浸入，又可使气体逸出。放置至无气泡生成即可使用；放置后，若钠丝表面已变黄变粗时，需再蒸一次，然后再加入钠丝。

4. 四氢呋喃（Tetrahydrofuran，THF）

具有乙醚样气味的液体，沸点 66℃，相对密度（D_4^{20}）0. 8892。四氢呋喃的亲水性很大，能与水、醇、酮、酯、醚等有机溶剂混溶。久贮可能会产生过氧化物，要制备无水四氢呋喃，一般先用固体氢氧化钠干燥数天后，过滤，滤液转入干燥、洁净的蒸馏瓶中，加入少许四氢铝锂，进行蒸馏。四氢呋喃如含有过氧化合物，用氢氧化钠处理会发生爆炸。尽管此种情况在实际工作中几乎还未遇到过，但必须予以重视，事前必须经过检测，确认无过氧化合物存在，方可采用此法处理。另一纯化方法是，在搅拌下分次、少量地加入四氢铝锂，直到无氢气产生为止。然后在搅拌下进行蒸馏，收集恒定的馏分，压入金属钠丝保存。必须注意的是蒸馏时不宜全部蒸干，应剩下少许在蒸馏瓶内，以防发生意外。

5. 苯（Benzen）

澄明、无色、挥发性液体，极易燃烧，有特殊臭味，沸点 80. 1℃，熔点 5. 5℃，折射率（n_D^{20}）1. 5011，相对密度（D_4^{20}）0. 8790。与醇、三氯甲烷、醚、二硫化碳、四氯化碳、冰醋酸、丙酮混溶，难溶于水。

工业苯中常含有噻吩，沸点 84℃，两者的沸点很接近，不能用蒸馏方法分离。噻吩的检查：取 1mL 苯，加入 2mL 溶有 2mg 吲哚醌的浓硫酸，振荡片刻，若酸层呈蓝绿色即表示有噻吩存在。噻吩和水的除去：将苯装入分液漏斗中，加入相当于苯体积 1/7 的浓硫酸，振摇使噻吩磺化，弃去酸液，再加入新的浓硫酸，重复操作几次，直到酸层呈现无色或淡黄色并验无噻吩为止。将上述无噻吩的苯依次用 10% 碳酸钠溶液和水洗至中性，再用氯化钙干燥，进行蒸馏，收集 80℃ 馏分，最后以金属钠脱水成无水苯。

6. 甲苯（Toluene）

易燃液体，沸点 110. 6℃，折射率（n_D^{20}）1. 4967，相对密度（D_4^{20}）0. 866。难溶于水，能与醇、三氯甲烷、醚、丙酮、冰醋酸、二硫化碳混溶。

甲苯中含有甲基噻吩，沸点 112℃ ~113℃，两者的沸点很接近，无法用分馏的方法将其除去。由于甲基噻吩比甲苯容易磺化，其产物又易溶于水中，因此可采用处理含噻吩的苯的方法将其除去，具体操作见苯的纯化。必须注意的是，用 10%（1. 02mol/L）硫酸处理甲苯时的温度不能过高，应控制在 30℃ 以下，因为温度过高，甲苯也会被磺化。这是与苯的不同之处。

7. 丙酮（Acetone）

挥发性、极易燃烧液体，沸点 56. 5℃，折射率（n_D^{20}）1. 3591，相对密度（D_4^{20}）

0.7890。能与水、醇、二甲基甲酰胺（DMF）、三氯甲烷及醚混溶，与水不形成共沸物。目前市售的试剂级丙酮的纯度较高，含水量不超过0.5%，一般直接用无水硫酸钙或碳酸钾干燥即可足以满足绝大多数的使用要求。如果要求含水量低于0.05%，可将上述干燥过的丙酮再用五氧化二磷干燥后，进行蒸馏即得。如丙酮中含有醛或其他还原性物质，则可分次、少量地加入适量高锰酸钾加热回流，直至紫色不褪，经无水硫酸钙或碳酸钾干燥后蒸馏；也可用碘化钠使与其生成加成物，再经分解、分馏即得。

8. 吡啶（Pyridin）

易燃、无色液体，沸点115.2℃，折射率（n_D^{20}）1.5092，相对密度（D_4^{20}）0.98272。呈碱性，是许多有机化合物和无机化合物的良好溶剂。具有很强的吸水性，能与水、乙醇、乙醚、石油醚混溶，并与水形成恒沸液，恒沸点92.93℃。如果需要制备无水吡啶，可按以下方法进行纯化：①含量99%吡啶脱水方法：先用固体氢氧化钠加热回流1小时左右，过滤，将滤液转入蒸馏瓶中，装上高效分馏柱，进行分馏，收集恒定的馏液，贮存于含有氧化钡、分子筛或氢化钙的容器中保存。②普通吡啶的脱水方法：将100mL吡啶置于干燥的圆底烧瓶中，用颗粒氢氧化钠干燥后，倾入到蒸馏瓶中，装上分馏柱，进行分馏。收集113℃～117℃馏分。另取42.4g二氯化锌溶于30mL水、17.3mL浓盐酸和35.4mL无水乙醇中，量取分馏过的吡啶50mL加入其中，即有结晶析出，抽滤，滤饼以无水乙醇重结晶两次，干燥，按每100g结晶的量加26.7g固体氢氧化钠进行分解，滤去固体物，滤液吡啶再用固体氢氧化钠干燥，蒸馏，收集恒定的馏液即得。

9. *N*,*N*－二甲基甲酰胺（DMF）

沸点149℃～156℃，相对密度（D_4^{25}）0.9445，无色液体。能与多数有机溶剂和水以任意比例混溶，并能溶解许多盐类。在药物合成上广泛使用。纯化方法：将一定量的二甲基甲酰胺置于圆底烧瓶中，先用无水硫酸镁干燥24小时，过滤，滤液用固体氢氧化钾振摇，将上清液转入蒸馏瓶中进行蒸馏，收集恒定的馏分。也可取125g二甲基甲酰胺置蒸馏瓶中，加15g苯和6g水进行分馏，先蒸去苯、水、胺和氨气，再减压蒸馏。如果需要含水量低于0.05%的二甲基甲酰胺，则可在上述处理的基础上，用4A型分子筛干燥12小时以上，过滤，滤液转入蒸馏瓶中进行蒸馏，收集恒定的馏分。

10. 二氯甲烷（Dichloromethane）

无色挥发性液体，沸点39.75℃，折射率（n_D^{20}）1.4443，相对密度（D_4^{20}）1.2569。由于它的蒸气不燃烧，与空气混合亦不发生爆炸，因此使用很安全，并可代替乙醚作提取溶液。微溶于水（1∶50），能与醇、醚、二甲基甲酰胺（DMF）混溶。纯化方法：取一定量的二氯甲烷置分液漏斗中，依次用适量的5%（0.6mol/L）碳酸氢钠溶液和水洗涤后，再用无水氯化钙干燥，过滤，滤液蒸馏，收集的恒定沸点馏液，贮存于棕色瓶中，避免与空气接触，以免发生氧化。二氯甲烷不能用金属钠干燥，如处理不当易引起爆炸。

11. 三氯甲烷（氯仿，Chloroform）

极易挥发、具甜味的液体，沸点61℃，折射率（n_D^{20}）1.4476，相对密度（D_4^{20}）1.484。能与乙醇、苯、乙醚、石油醚、四氯化碳、二硫化碳混溶。纯三氯甲烷对光敏感，试剂级三氯甲烷通常含有0.5%～1%乙醇作稳定剂。纯化方法：将100mL三氯甲烷置于250mL分液漏斗中，先依次用相当其5%体积的浓硫酸、水、稀氢氧化钠溶液洗涤后，再用水洗至中性，分出三氯甲烷，以无水氯化钙干燥，过滤，滤液进行蒸馏，收集恒定馏分，置棕色玻璃瓶中，密塞于阴凉处贮存，以避免光的作用产生光气。三氯甲烷不能用金属钠干燥，如果处理不当会引起意外。

12. 石油醚（Petroleum ether）

石油醚是石油分馏出来的多种烃类的混合物，实验室使用的石油醚依据沸点的高低常分为30℃～60℃、60℃～90℃、90℃～120℃等几个馏分。易燃，不溶于水。主要杂质为芳香族不饱和的碳氢化合物。纯化方法：先用浓硫酸洗涤数次，再依次用0.1mol/L高锰酸钾的体积分数为10%硫酸溶液、0.1mol/L高锰酸钾的10%（2.5mol/L）氢氧化钠溶液洗涤，最后用水洗至中性。干燥，蒸馏，按不同的沸程收集相应的馏分。

13. 乙酸乙酯（Ethyl acetate）

澄清、挥发性的可燃液体，有水果香味。沸点77℃，折射率（n_D^{20}）1.3723，相对密度（D_4^{20}）0.9006。能与醇、丙酮、三氯甲烷及乙醚混溶。目前市售化学纯级含有少量水、乙醇和乙酸。纯化方法如下：将500mL 98%乙酸乙酯置1000mL圆底烧瓶中，加43mL乙酸酐，加热回流6小时后，进行蒸馏，在收集的蒸馏液中加10g无水碳酸钾，振摇，再进行蒸馏，收集恒定馏分，其纯度可达99.7%左右。乙酸甲酯亦可按此法处理。

14. 乙腈（Acetonitrile，Methyl cyanide）

无色液体，具乙醚样臭味，易燃，沸点81.5℃，相对密度（D_4^{20}）0.7822，乙腈的化学性质不太活泼，常作为一些化合物的重结晶溶剂。可与水、甲醇、乙酸甲酯、乙酸乙酯、丙酮、乙醚、乙酰胺溶液、三氯甲烷、四氯化碳、二氯乙烷等混溶，能溶解硝酸银、硝酸锂、溴化镁等无机盐，并与水形成恒沸混合物。所含杂质主要是水、不饱和腈、醛及胺等，在贮存过程中，其中的水会与它发生水解，生成微量的乙酸和氨。纯化方法：先用无水碳酸钾充分干燥后，滤去干燥剂，再与五氧化二磷加热回流至无色，进行分馏，收集恒定馏分，于棕色玻璃瓶中密塞贮存。

15. 二甲基亚砜（Dimethyl sulfoxidee，DMSO）

无色或带极淡黄色的液体，极易吸湿。沸点189℃，相对密度（D_4^{20}）1.100。为非质子性极性溶剂，溶于水、乙醇、丙酮、乙醚、苯和三氯甲烷。蒸馏时温度不可超过90℃，否则会发生歧化反应生成二甲砜和二甲硫醚。一般先减压蒸馏，再用4A型分子筛干燥，或用氢化钙粉末搅拌6小时，再减压蒸馏。收集64℃～65℃/0.533kPa（64～65℃/4mmHg）馏分。二甲基亚砜与氢化钠、高碘酸或高氯酸镁等物质混合时可能发生爆炸，使用时应注意。

16. 二氧六环（Dioxane）

二氧六环又称二噁烷，为可燃液体，有微弱的愉快气味，其蒸气对人体有毒。沸点101.5℃，熔点11.8℃，闪点5～18℃，折光率（n_D^{20}）1.4175，相对密度（D_4^{20}）1.0329。二氧六环能与水任意混合，常含有少量二乙醇缩醛与水，久贮的二氧六环可能含有过氧化物（鉴定和去除的方法参阅“乙醚”）。二氧六环的纯化方法：在500mL二氧六环中加入8mL浓硫酸和50mL水的溶液，回流6～10小时，在回流过程中，慢慢通入氮气以除去生成的乙醛。冷却后，加入固体氢氧化钾，直到不能再溶解为止，分去水层，再用固体氢氧化钾干燥24小时。然后过滤，在金属钠存在下加热回流8～12小时，最后在金属钠存在下蒸馏，密封保存。精制过的1,4－二氧六环应当避免与空气接触。

17. 氯化亚铜（Thionyl chloride）

白色结晶性粉末或立方形结晶，在干燥情况下对空气、日光都稳定，但在潮湿环境中，与空气接触，变为绿色，见光变为棕色。熔点430℃，相对密度（D_4^{25}）4.14，难溶于水，不溶于醇、丙酮；溶于浓硫酸和浓氢氧化铵而形成络合物。其水溶液在空气中极易氧化，须密塞避光保存。氯化亚铜性质不稳定，易被氧化变色。市售的试剂，其活性一般不合要求，通常使用前自行制备。

制备方法：在500mL烧杯中，加入亚硫酸氢钠（或相当量的结晶亚硫酸钠）26.5g和由17.5g氢氧化钠溶于200mL水制得的水溶液。在搅拌下，于5分钟内将其加到由125g结晶硫酸铜和32.5g氯化钠溶于400mL水的热溶液中。溶液几乎无色，冷至室温，倾去上清液，残留物以倾洗法用稀亚硫酸溶液洗涤两次，抽滤，滤饼用少量冰醋酸洗数次后，抽干，于100℃～120℃烘至无乙醇味为止。即得白色氯化亚铜，置磨口瓶中密封保存。

如果实验需要氯化亚铜溶液，宜在临用前配制，且不可久贮，否则容易失活。配制方法：将上述经稀亚硫酸溶液洗涤过的湿的氯化亚铜溶于200mL浓盐酸中，即得。

18. 乙醇钠（Sodium amide）

在装有搅拌器、滴液漏斗和上端附有氯化钙－钠石灰干燥管的球形冷凝管的250mL三口烧瓶中，加入6g洁净的金属钠，从滴液漏斗缓缓滴加50mL绝对无水乙醇，滴加速度以保持溶液沸腾为度。开始时反应比较激烈，可用冷水浴稍冷却。待反应接近完成、渐趋缓慢时，可稍加热，以促进反应。待金属钠全部消失，立即改成蒸馏装置。在搅拌下，先用水泵减压，蒸出大部分乙醇，再换用油泵继续减压，真空度<5mmHg，最后于150℃左右的油浴中抽1～2小时。移去油浴，等冷至室温，缓缓解除真空。取下三口烧瓶，密塞，轻拍，使附在瓶壁上的白色疏松的乙醇钠粉末集中在瓶底，将其迅速转入干燥的磨口瓶中，用蜡密封后，保存于干燥器中。甲醇钠也可按此法制备。

19. 锌汞齐（Amalgamated zinc）

灰白色粉末，遇水分解。其常和浓硫酸一起用于羰基化合物的克莱门森还原反应。

制备方法：在500mL圆底烧瓶中，依次加入200g化学纯锌屑、15g氯化汞、10mL浓盐酸和250mL水，搅拌5分钟，静至片刻，倾去上清液，加入200mL浓盐酸和150mL水，搅拌均匀，即可用于欲还原的羰基化合物反应。按此法制备的量，羰基化合物的投料量约为0.3～0.4mol。也可用锌粉代替锌屑制备锌汞齐，但必须事前进行纯化，以除去氧化物，否则影响还原活性。

锌粉纯化方法：在400mL烧杯中，加入锌粉100g，2%（0.54mol/L）盐酸250mL，于室温搅拌数分钟，抽滤，滤饼置烧杯中，再重复一次上述操作。依次用蒸馏水洗3次，乙醇洗2次，乙醚洗1次。干燥，即得。

20. 氨基钠（Sodium amide）

类白色或浅灰色固体，晶状体的熔点210℃。性质与氢化钠相似，是一种应用广泛的缩合试剂。加热至400℃开始挥发，500℃～600℃被分解。在液氮中的溶解度20℃时约为0.1%。遇水发生激烈反应，生成NaOH和NH_3，与空气接触，甚至贮存在密闭不严的容器中，都会吸收H_2O和CO_2，导致形成高度爆炸性的混合物。久贮后会影响其活性，尤其是变黄或带褐色后，表示已有氧化物生成，有发生爆炸的可能。遇此情况，应立即加苯、甲苯或煤油将其覆盖，并在缓慢搅拌下加入稀醇，予以销毁。因此，最好在临用前新鲜配制。使用时要注意防水，以免引起爆炸。

制备方法：在500mL三口烧瓶上，分别装上搅拌器、导气管和上端附有钠石灰干燥的冷凝管，导气管与盛有固体氢氧化钠的干燥管上端的出口相连接，下端出口与氨气钢瓶相连接。三口瓶外用干冰和丙酮冷却，通入氨气，使其在反应瓶内冷却为液态氨，待液氨达200mL时（约为三口烧瓶的1/2体积），拆去导气管，瓶口用磨口塞塞住，将干冰浴中的干冰换成木屑，加入0.2g硝酸铁，将10g洁净的金属钠用滤纸吸干附着的溶剂，切成小块，在缓慢搅拌下，用镊子分次将其加到液氨中，每次一小块。待金属钠全部消失，且溶液由蓝色变为灰色混悬物，表示反应已完成。密塞，蜡封备用。